现代骨科诊疗与护理

王丽娜　刘维统　朱英杰　主编

黑龙江科学技术出版社

图书在版编目（ＣＩＰ）数据

现代骨科诊疗与护理 / 王丽娜, 刘维统, 朱英杰主
编. -- 哈尔滨 : 黑龙江科学技术出版社, 2022.3（2023.1 重印）
ISBN 978-7-5719-1276-5

Ⅰ.①现… Ⅱ.①王… ②刘… ③朱… Ⅲ.①骨疾病
—诊疗②骨疾病—护理 Ⅳ.①R68②R473.6

中国版本图书馆CIP数据核字(2022)第023438号

现代骨科诊疗与护理

XIANDAI GUKE ZHENLIAO YU HULI

编　　者	王丽娜　刘维统　朱英杰
责任编辑	陈元长
封面设计	姜乐瑶
出　　版	黑龙江科学技术出版社
地　　址	哈尔滨市南岗区公安街70-2号　邮编：150001
电　　话	（0451）53642106 传真 :（0451）53642143
网　　址	www.lkcbs.cn www.lkpub.cn
发　　行	全国新华书店
印　　刷	三河市元兴印务有限公司
开　　本	787 mm×1092 mm　1/16
印　　张	8.75
字　　数	145 千字
版　　次	2022 年 3 月第 1 版
印　　次	2023 年 1 月第 2 次印刷
书　　号	ISBN 978-7-5719-1276-5
定　　价	55.00 元

编委会

主　编：王丽娜　刘维统　朱英杰

　　　　刘琳慧　魏秀宇　罗　琳

副主编：连　欣　高凤辉　庞俊香

　　　　刘　娟　沈亚丽　张海燕

　　　　张　萍　张　平　王洪昌

　　　　张　可　孙晶晶

前言

　　近年来，医学领域的科技进步日新月异，骨科医疗的发展更是突飞猛进，新设备、新技术不断涌现，同时，对骨科护理也提出了更高的要求和考验。如何及时准确地对骨科疾病做出诊疗及护理，以促进患者康复，是所有临床骨科医师和广大护理工作者所面临的重大课题。为了适应当前临床骨科诊疗及护理学发展的形势，满足广大临床骨科工作人员的工作需要，在参考大量国内外最新文献资料的基础上，特编写《现代骨科诊疗与护理》一书。

　　编写《现代骨科诊疗与护理》的思路是在社会进步与医学科学发展的需要和新时期护理学科进步的大背景下产生的。本书主要包括：人工全髋关节置换术、髋关节置换翻修技术、特发性脊柱侧凸、手术室工作的操作流程。

　　本书由各临床学科领域内的优秀学术骨干在多年的临床实践经验基础上，参阅大量国内外文献和科研成果编写而成。它凝集了来自临床一线医学专家的智慧和辛勤劳动。本书取材新颖、面向基层、着重实用、指导性强，有助于骨科医务工作人员更新知识、加速提高业务素质和专业技术水平。

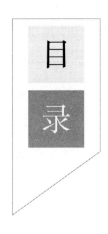

目录

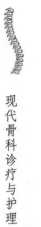

现代骨科诊疗与护理

第一章　人工全髋关节置换术

在过去40年里，人工全髋关节置换术已发展成为骨科领域里最有效的手术方式之一，目前已广泛应用于治疗多种终末期髋关节疾病，包括退行性、炎性、创伤性、缺血性和代谢性疾病等。

人工髋关节置换技术的发展取决于多种因素综合作用，包括股骨头假体设计的改进、假体材料和工艺的提升及手术技术的完善等，以进一步提高术后疗效及关节使用年限。为改善骨水泥假体固定情况，采用低黏度骨水泥、阻塞远端髓腔、加压注入骨水泥等技术延长假体固定寿命。

针对骨水泥破坏造成的假体松动，人们研究出紧密压配、多孔表面及羟基磷灰石涂层的假体，依靠骨长入以达到持久的固定效果。随着假体固定年限的延长，与关节面磨损相关的问题变得更加明显。高交联聚乙烯界面、陶瓷对陶瓷界面及金属对金属界面等研究，均在不同程度提高了关节面的耐磨性，同时这些材料的改进允许使用更大尺寸的股骨头，从而降低了患者术后康复过程中并发症（如脱位）的发生风险。

第一节　人工全髋关节假体的设计

目前，人工全髋关节假体的设计仍存在广阔的研究空间，包括假体固定的改进、关节摩擦界面的设计及微创手术技术和专用器械的革新等。

一、摩擦界面

随着全髋关节置换手术的不断成熟，患者的疾病要求也逐渐发生变化。由于全髋关节置换术可获得接近正常的关节功能，关节融合及截骨矫形类手术数量逐渐下降，越来越多的年轻患者倾向于全髋关节置换术，患者对关节的活动能力和预期寿命提出了更高的要求，从而促使关节摩擦界面的材料和设计不断发展。目前，临床应用较为广泛的摩擦界面材料包括以下几种类型。

（一）高交联聚乙烯界面

超高分子量聚乙烯由聚乙烯分子的长链组成，经 γ 射线照射后会释放自由基，此时两条链可能在释放自由基的位点交联，其数量取决于各种辐射条件。交联可提高聚乙烯抗黏性磨损和摩擦磨损的特性，使其线性及容积性磨损均较普通聚乙烯降低。新一代高交联聚乙烯可以匹配陶瓷头，进一步降低磨损率。但高交联聚乙烯所产生磨损颗粒的生物活性却是普通聚乙烯的两倍，这可能会在一定程度上抵消其减少骨溶解的作用。此外，交联聚乙烯的抗张强度、屈服强度等物理特性均有所下降。这些物理特性对假体寿命至关重要，每一种物理特性的下降均可能对应着一种假体失败的方式，因此，材料研究还需要在高交联聚乙烯的抗磨损特性和降低的物理特性之间找到平衡。

（二）金属对金属界面

金属对金属关节的磨损是所有摩擦界面中最复杂的，其磨损特性取决于所有合金的成分、关节大小、置换后时间长短及假体部件之间的匹配间隙，如低碳合金磨损率远高于高碳合金，大直径假体磨损率低于小直径假体。此外，金属对金属假体存在典型的"磨合期"，在此期中每百万周期磨损几十微米，进入稳定期之后每百万周期仅磨损几微米。而对一个普通患者来说，其每年步行需要100万～200万周期。

该关节的优点在于容积性磨损低、活动度大及脱位率低，但其最大的问题在于术后患者血液及尿液中金属离子（主要是钴和铬）浓度升高。研究显示：在假体正常使用的患者体内，上述金属离子浓度为正常值的5～10倍；而在假体磨损率异常增高（如外力导致的假体损伤或假体位置欠佳）的患者体内，金属离子浓度可能高于正常值上百倍。红细胞是钴离子和铬离子的"蓄水池"，而尿液对金属离子的排泄作用对控制体内浓度非常重要，随着年龄的增长及离子排泄能力的下降，金属离子浓度会进一步升高，金属离子本身的长期排泄压力也可能导致肾功能早期受损。此外，还可能存在潜在的致癌风险及金属过敏。过敏有时也很难确诊，因其症状多种多样，从慢性腹股沟痛到急性广泛的骨溶解都可能发生。如果不进行治疗，磨损或过敏反应会导致软组织囊扩张、血管闭塞及肌肉骨骼坏死，在影像学上出现类似于假性肿瘤的表现。组织学检查显示，在金属过敏患者软组织内、血管周围出现广泛的淋巴细胞及浆细胞浸润，伴组织坏死，提示为无菌性淋巴血管炎。此时唯一有效的治疗方式就是将摩擦界面更换为更加惰性的材料。

（三）陶瓷对陶瓷界面

最先应用于髋关节的陶瓷假体是氧化铝陶瓷，既可用陶瓷股骨头与聚乙烯内衬匹配，也可由陶瓷和陶瓷匹配。陶瓷与聚乙烯之间的磨损率低于金属假体。陶瓷对陶瓷假体整体磨损率更低，为每年几微米，髋关节模拟机测试为每百万周期0.1 mm³，比金属对普通聚乙烯的容积性磨损率低350倍，比金属对高交联聚乙烯磨损率低50倍，与其他摩擦面相比，陶瓷对陶瓷关节产生的磨损颗粒也明显减少。在体内，陶瓷对陶瓷关节产生的磨损与完成磨合期进入稳定磨损期的金属对金属关节相似，因此已成为年轻活跃患者的首选。

陶瓷关节的主要缺点在于可能发生脆性断裂，如假体脱位或股骨颈撞击髋臼内衬边缘，虽然现代陶瓷断裂的概率仅为0.004 %，但造成的后果很严重。近年推出的第四代BIOLOX DELTA复合陶瓷，结合了氧化铝和氧化锆的优点，一旦发生细微裂纹，陶瓷基体中的氧化锆粒子可阻碍裂纹前进，从而显著降低陶瓷碎裂的发生率，特别是大直径36 mm球头。陶瓷假体碎裂后，翻修时还应选用陶瓷界面，如果陶瓷碎裂时发生股骨颈椎部损害，还需要安装新的股骨头假体，这时就不得不取出固定良好的股骨柄假体。此外，还有1 % ~ 3 %的患者可听到不同程度的摩擦音，其机制尚未完全明了，可能与假体界面间的轻微分离有关。

（四）陶瓷对金属界面

陶瓷头对钴铬合金臼杯的组合，既能够减少磨损颗粒的数量，还能够降低体内金属离子的浓度，同时降低陶瓷对陶瓷髋臼假体断裂的风险，但尚缺乏中长期的临床研究结果。

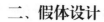

二、假体设计

（一）骨水泥型股骨假体

骨水泥型股骨假体的使用年限高度依赖于骨水泥技术及假体设计。假体主要包括两种设计，即锥形柄及复合式柱状柄。锥形柄利用了骨水泥的黏弹特性，并在持续负荷下不断沉降使锥形柄更紧地嵌入，在骨水泥内部产生压应力并减少骨-骨水泥界面的剪切力。复合式柱状柄在假体柄-骨水泥界面处增加黏合力，如设计成粗糙表面的假体柄，或在假体柄预涂聚甲基丙烯酸甲酯，颈领部通过加压水泥、降低沉降以加强假体柄-骨水泥的结合。假体柄的材料及界面的几何形状影响骨水泥的应力。钴铬合金能够降低骨水泥应力。同时假体柄内侧面如果较宽，也能够减轻近端骨水泥的疲劳。骨水泥柄失败的危险因素包括年轻、男性、肥胖和高水平活动。当代骨水泥技术通过降低孔隙装置、加压器、中置器及完善的股骨髓腔准备来达到骨松质和骨水泥的最佳接触，以获得均一的水泥套，提高假体的远期疗效。

（二）非骨水泥型髋臼假体

生物型髋臼假体获得骨长入最关键的因素是早期髋臼假体的稳定性，小于 $28 \sim 50 \ \mu m$ 的微动能够持续获得可靠的骨长入，而微动超过此范围则会引起纤维组织长入，进而造成早期髋臼杯松动。早期臼杯的稳定一般靠压配技术，使用螺纹加强固定时可能会引起神经和血管损伤，螺钉和螺孔还有可能形成聚乙烯磨损颗粒的通路，并在螺钉和臼杯之间造成侵蚀。此外，金属表面孔隙大小在 $100 \sim 400 \ \mu m$ 的骨长入效果最佳，现在设计的新型多孔表面和骨小梁形态相近，其长期疗效较好。髋臼假体形状以半球形最为常用，带螺纹髋臼杯由于难以实现骨长入，且置入时容易造成臼杯位置偏差，已被淘汰。

（三）非骨水泥型股骨假体

生物型假体柄材料主要包括钴铬合金及钛合金。与前者相比，钛合金弹性模量更接近天然骨皮质，因此能够提供更多骨重塑、较少的应力遮挡及更好的长期稳定性，并避免钴铬合金假体近端常见的骨量丢失。只要实现了骨长入，这一类假体无菌性松动率比较低。

假体柄的形状包括锥形柄、柱状柄和解剖柄。锥形柄通常设计成无领，依靠骨的黏弹特性及假体的锥形形状，可以嵌入最紧密配合的位置进而改进假体近端的载荷分布，以便于骨长入和应力遮挡达到最理想的程度。柱状柄通常在柄的近端和远端大部分区域都有孔隙状的涂层，可促进骨长入，增强长期稳定性，其早期稳定机制主要依赖于假体远端和骨干的紧密配合，这一技术还允许术中对假体进行灵活的操纵（如提升或旋转）而不会影响与骨的固定。基于股骨近端解剖形状而设计的解剖柄，无论在冠状面和矢状面都有好的骨接触面，但如果匹配不佳，容易引起大腿疼痛及骨溶解，早期松动率高。

第二节　人工全髋关节置换术的手术指征

理论上，人工全髋关节置换术几乎适用于各种髋关节疾病所导致的严重疼痛及功能障碍患者，如各种原因导致的关节炎（类风湿关节炎、强直性脊柱炎、退行性关节病变等）、股骨头缺血性坏死、化脓性髋关节骨性关节炎或骨髓炎、先天性髋关节脱位、髋关节结核、累及股骨近端或髋臼的骨肿瘤及部分股骨颈骨折患者。

以往的研究认为60~75岁是最适合做全髋关节置换术的年龄，但随着人口的老龄化及人工关节材料的改进，这一年龄范围已被放宽。目前高龄已非手术禁忌证，而需更多考虑患者的其他伴随疾病。全髋关节置换术的首要目的是改善患者髋关节疾病导致的疼痛，最常见的为腹股沟或大腿前方的疼痛，但一般不会延伸到膝关节下方，偶尔也会出现臀部疼痛，需要与腰骶部疾患相鉴别。有些髋关节强直的患者尽管髋部疼痛不明显，但可能存在明显的腰部、膝部及对侧髋关节疼痛，也可通过全髋关节置换术予以改善，但这部分患者可能由于活动量的增加，术后髋关节功能不一定能达到预期，需要术前予以细致的沟通。部分患者尽管疼痛严重，但影像学检查显示关节仅有轻度病变，对该类患者应先进行系统的非手术治疗，包括应用助行工具、减少活动量及使用非甾体抗炎药物，根据其疗效决定是否进行全髋关节置换术。如果患者发生夜间痛或负重痛，严重影响日常生活，或止痛药物剂量增加，则有手术指征。

年龄在40～60岁的患者，由于活动量大、预期寿命长，往往超过人工髋关节的使用年限，选择全髋关节置换术时应当更加谨慎，此时影像学检查对疾病病情的判断更为重要。对于年龄小于40岁的患者，全髋关节置换术并非解决疼痛的唯一方法，如有条件，应尽可能采取保髋治疗，如股骨头缺血性坏死患者可进行带血管的游离腓骨移植术，骨性关节炎患者可采用转子下内翻或者外翻截骨术。与保髋手术相比，虽然全髋关节置换术对疼痛及活动度的改善更明显，但后期可能发生严重的并发症（如关节松动），而且年轻患者人工髋关节的使用年限明显低于年龄较大的患者。对于年轻的、单侧疾患的患者，特别是体力劳动者，髋关节融合术也是一种选择，但患者通常难以接受。对这一类患者，全髋关节置换术仅适用于希望保留髋关节活动度而保髋手术又不能达到预期疗效的患者。此外，伴有疼痛的严重双侧髋关节疾病也是重要的手术指征，至少一侧需要进行置换手术。

全髋关节置换术是可能发生一系列并发症的大手术，因此术前需要对患者进行细致的评估，以排除存在手术禁忌证的患者。全髋关节置换术的绝对禁忌证为髋关节局部或全身存在活动性感染，因其可能导致严重的深部假体周围感染。即使是多年以前的髋关节感染，其全髋关节置换术后感染发生率也较一般患者高。如果不能确定感染是否为活动性，则需要进行系统的辅助检查，包括实验室检查（血白细胞计数、C反应蛋白和红细胞沉降率）及关节穿刺（白细胞计数和细菌培养）。手术相对禁忌证包括存在心脏、肺脏、肝脏等内科合并症的患者，需要术前调整全身状况。骨盆接受过大剂量放射治疗的患者的手术失败率也较高。沙尔科关节病的患者术后容易发生关节松动。此外，髋外展肌力不足、酗酒及阿尔茨海默病患者术后容易发生髋关节不稳定。体重指数超过40的患者应在术前减轻体重。

第三节　人工全髋关节置换术的术前计划

一、术前X线评价

人工全髋关节置换前要对下肢长度差异和髋部畸形进行全面、系统的临床检查；同时要求患者3个月之内进行X线检查，X线片拍摄位置要标准、可靠，通常以耻骨联合的下方为中心拍摄骨盆前后位片，拍摄时双膝靠拢，小腿悬在床沿并相互平行，确保骨盆无倾斜，球管中心对准耻骨联合，胶片对焦距离120 mm。髋关节及股骨干的前后位和侧位X线片有助于了解骨皮质厚度、骨髓腔宽度及形状。年轻患者及先天性髋关节脱位的患者，常存在股骨髓腔狭窄，此时可能需要特制细柄假体。部分患者（如髋关节已融合者）还需要拍摄站立位全长片以明确负重力线。髋臼侧需要注意是否有足够的骨质固定髋臼假体，以及是否需要植骨。CT扫描有助于判断是否存在髋臼后壁骨缺损。

二、术前测量

手术前测量的目的是恢复髋关节正常的旋转中心、偏心距和肢体长度。在双侧坐骨结节下缘画平行线，比较与两侧小转子交点的位置，测量两者间的距离即为肢体短缩程度。双侧股骨头上标记股骨头旋转中心，此点对应新的髋臼旋转中心。将髋臼模板覆盖于X线片上，髋臼模板内侧位于泪滴和闭孔水平的髋臼下缘，覆盖髋臼外上缘及泪滴外侧，选择外形适合患者髋臼又尽可能保留软骨下骨的假体尺寸。旋转中心最佳位置位于泪滴连线垂直距离35 mm以内，泪滴外缘25 mm。

同样将股骨透明模板覆盖于X线片上，选择合适的假体精确匹配股骨近端髓腔，骨水泥假体需要留出足够的空间填充骨水泥。然后选择合适的颈长以恢复下肢长度和偏心距。如果肢体没有短缩，股骨头中心与先前标注的髋臼中心重叠；如果两者有差距，股骨头中心与髋臼中心的距离应与之前测量的肢体长度差异一致。

　　测量时沿股骨近端纵轴线移动模板，使假体柄的中心与股骨头旋转中心重合。如果假体柄中心偏内会增加偏心距，偏外则会减小偏心距，应当尽量避免；如果偏上会使肢体延长，偏下则会使肢体短缩。确定假体型号后标记股骨颈截骨平面，测量其到小转子近端的距离作为术中截骨参考。同样在侧位片上测量，观察假体能否顺利置入。

第四节　　仰卧位外侧入路全髋关节置换术

　　人工全髋关节置换术的手术入路有多种选择，最常用的包括前侧入路、外侧入路及后外侧入路，各种手术入路都有其优缺点。近年来在上述常规入路的基础上又发展了一系列微创技术，进一步减小了手术创伤，可提高患者恢复速度和改善早期康复。事实上无论采用何种手术入路，都必须熟练掌握各种手术技巧，使髋关节充分显露，这样才能够顺利完成全髋关节假体的置入。

　　外侧入路由麦克法兰（McFarland）和奥斯本（Osborne）首次用于髋关节手术，将整个臀中肌连同股外侧肌自大转子后缘止点处剥离，并翻向前方，从而使股骨近端获得良好的显露，但外展肌群切断对髋关节术后康复及臀中肌肌力有一定影响。哈丁（Hardinge）等于1982年对该入路进行改良，即仅切开臀中肌前侧部分，从而减小了对外展肌群的破坏。笔者在该手术入路的基础上对臀中肌切断部位进行优化，并配合患者术中体位的调整，使仰卧位外侧入路对髋关节的显露得到进一步改善，在显著降低脱位风险的同时，使人工髋关节假体的安装更加便捷。目前该入路在全髋关节置换术中已得到广泛应用。

一、手术方法

（一）体位

　　患者取仰卧位，身体靠近手术台术侧边缘，消毒铺单，助手保持患肢处于

45°屈髋位。

（二）手术入路

以大转子顶点上方为中心做一直切口，长度为12～15 cm，根据患者体重的不同进行适当的调整。

切开皮肤、皮下组织及阔筋膜，切开大转子表面的滑囊，即可显露大转子、近端的臀中肌及远端的股外侧肌起点。注意切开阔筋膜的位置不要过于靠后，以免大转子显露困难。

在纵轴线上沿肌纤维方向切开股外侧肌起点1～2 cm，直至股骨，插入骨膜剥离子并将股外侧肌向前方抬起，这一步骤有助于向近端切开臀中肌止点。股外侧肌起点处有旋股外侧动脉横支及旋股内侧动脉升支的分支，如切断需要彻底止血。随后在靠近止点0.5 cm处切开臀中肌前1/3，至大转子顶点处沿肌纤维方向劈开臀中肌（与切口方向约呈45°），注意向近端劈开臀中肌不要超过3 cm，以保护臀上神经下支，避免臀中肌功能受损。切开臀中肌及其深面的臀小肌后，用一把霍夫曼（Hohmann）拉钩置于正骨颈前方将上述肌肉向前方牵开，显露并切开关节囊。此时将髋关节屈曲、内收、外旋，进一步显露并松解关节囊紧张部分。

将大腿内收跨过对侧下肢，轻轻外旋髋关节，使残存的圆韧带断裂及髋关节脱位。脱位困难时要检查是否存在限制髋关节脱位的软组织结构，并进行再次松解，有时可用骨撬插入股骨头下方协助脱位。切忌使用暴力，以免发生股骨干骨折，特别是对于存在骨质疏松的患者。

（三）非骨水泥型髋臼假体置换

1.髋臼显露

脱位完成后，根据术前设计的截骨平面用电动摆锯将股骨颈完全锯开，截骨水平应与术前模板测量确定的小转子顶点至股骨颈截骨平面距离相符，截骨方向在冠状面及矢状面均垂直于股骨颈。如果截骨平面低于股骨颈外侧与股骨大转子的交接部位，还须紧贴大转子内侧面做一纵向截骨。将一把长柄弧形Hohmann拉钩自关节囊内插于髋臼前缘和腰大肌肌腱之间，将肌肉向前方掀起，注意拉钩要紧贴髋臼，以免损伤股神经及邻近血管。将第二把拉钩置于髋臼坐骨部与股骨颈前方之间，并将股骨近端推向后方，随后用第三把拉钩牵开髋臼上方的肌肉，从而彻底显露髋臼。

2.髋臼床的准备

将髋臼周围的盂唇和增生骨赘彻底清除，切除股骨头圆韧带，并刮除髋臼窝内软组织。在髋臼切迹内触摸髋臼底，严重的骨性关节炎患者增生骨赘会覆盖髋臼切迹，股骨头外移，妨碍髋臼内壁位置的判断，应将其彻底清除，以避免将髋臼假体安放于过度偏外的位置。先天性髋关节发育不良的患者，可先用一小直径锉（比预计髋臼尺寸小6~10 mm）垂直向内锉至髋臼窝底。随后在同一方向用髋臼锉逐级锉大髋臼，每次直径增加1~2 mm，注意使锉的下缘与泪滴相平，保持前倾角10°~15°，外展角40°~45°，从而重建髋臼旋转中心。刚开始磨锉时不要过度用力，防止穿透髋臼内壁，特别是因长期活动较少而骨质疏松严重的患者，待明确骨的质量后再决定是否需要加力。术中锉至新鲜的软骨下骨或骨松质点状出血，应尽可能多地保留髋臼头侧软骨下硬化区。髋臼横韧带要予以保留。偶尔该韧带过度增生，切除以使髋臼容纳更大的臼杯时，不要使刀片切入过深，以防止发生下方动脉分支的损伤。如果髋臼外上方有明显缺损，则髋臼内侧缘要紧贴在泪滴上方。软骨下囊肿要仔细刮除，并用取自股骨头的自体骨填充植骨。

3.臼杯的安放

为实现压配稳定，应选用比最后使用的髋臼锉大1~2 mm的臼杯，以保证髋臼假体具有足够的初始稳定性。但如果臼杯直径超过最后使用髋臼锉4 mm，会大大增加骨折风险。可先放置髋臼试模，观察髋臼缘及臼顶是否已达到紧密接触。按照髋臼磨锉的方向精确放置臼杯，前侧入路前倾角不宜过大，以避免发生髋关节前脱位。臼杯放好后检测其稳定性，压配良好的髋臼杯通常无须附加螺钉固定。如果必须加装螺钉时，其安全区以两条线为基准：一条为髂前上棘与髋臼中心的连线；另一条为通过髋臼中心、与第一条相垂直的线，从而将髋臼分为4个象限。其中，后上象限最为安全，可在该区域内拧入超过25 mm的螺钉；前上象限的螺钉可能损伤髂外血管，非常危险；前下象限的螺钉可能损伤闭孔神经和血管；后下象限的螺钉可能穿过坐骨切迹而损伤坐骨神经和臀上血管。随后直视下放入内衬，注意不要卷入软组织。用骨刀凿除前后方残留骨赘，确保不发生髋关节撞击。

（四）骨水泥型髋臼假体置换

1.髋臼床的准备

髋臼假体无论是骨水泥还是生物型固定，去除关节软骨和磨锉髋臼这一步都是相同的。切除股骨头圆韧带并刮除残留软组织，随后逐级磨锉髋臼，直到在前方耻骨和后方坐骨上看到渗血的骨松质，并保留髋臼上缘坚硬的软骨下骨。在硬化骨上钻几个孔以便骨水泥进入。

用髋臼试模为髋臼假体选择合适的位置并做标记，应当没有骨或软组织阻挡，很容易地放入假体试模。在耻骨、坐骨和髂骨内钻孔，以利于骨水泥的深入，不能在髋臼内壁上钻孔以避免骨水泥进入盆腔。为了使骨水泥和骨松质之间牢固固定，应去除松动的骨质，可脉冲冲去髋臼表面的碎屑和血块，并彻底擦干，也可局部使用含1∶500 000肾上腺素的明胶海绵止血。

2.臼杯的安放

调1~2袋骨水泥，在成团早期将骨水泥放在髋臼上，此时骨水泥应像面团一样柔软，但保持较低的黏度。用骨水泥加压器轻轻加压骨水泥30~60秒，以保证髋臼内骨水泥压力一致。随后用定位器置入髋臼假体。骨水泥髋臼假体整体置入，大多数骨假体周围有多个凸起，能够保证在假体周围形成一层3 mm厚的骨水泥套。磨锉后髋臼大小应与包括凸起在内的假体外径一致。置入无凸起全聚乙烯髋臼假体时应格外小心，保证周围有均匀的骨水泥套。放入髋臼假体时注意和试模选定的角度一致。骨水泥硬化之前，应用推进器在髋臼假体上维持加压直至骨水泥完全硬化。彻底去除边缘多余的骨水泥，以防止撞击和术后脱位。

3.生物型股骨侧假体的安装

髋关节屈曲，并最大限度地内收及外旋后，将一把拉钩置于小转子下方牵开髂腰肌，另一把置于股骨颈下方牵开臀肌，显露股骨近端。这种体位会导致下肢近端血管扭转，因此应当控制手术时间，以减少术后发生深静脉血栓的风险。

清理股骨颈外侧、大转子内侧的软组织，必要时同时清除股骨前方的骨赘。沿股骨颈轴线方向用矩形骨刀将股骨髓腔开口，并用骨凿去除大转子后外侧部分骨质。随后在梨状窝位置插入最小号髓腔钻，插入点应位于股骨颈截骨面后外方，插入点错误则不能进入股骨髓腔的中心，插入时手柄应偏向大转子外侧，并向股骨内侧髁方向钻入。必要时切除大转子内侧部分皮质，以防止发生股骨假体内翻。逐渐扩大髓腔钻直径，直到感觉磨到坚硬的骨皮质为止。直柄型假体要求使用直的、全长开槽的髓腔钻，而解剖型假体常用软钻处理髓腔以适应柄的轻微曲度。逐渐增大髓腔钻，扩髓时要立即吸走从髓腔溢出的脂肪，以降低术后异位骨化的风险。随后用小号髓腔锉处理股骨近端，在插入过程中要将手柄向大转子外侧推，并旋转髓腔锉控制前倾，使其与股骨颈截面的轴线精确匹配。保持相同的旋转角度和方向，逐渐增大髓腔锉。平稳地锤击髓腔锉，切勿使用暴力，必要时检查锉的旋转角度、型号及远端扩髓尺寸，每次都应将锯齿完全打入截骨线平面。有时髓腔锉会卡在股骨颈后侧的坚硬皮质上，此时可用球磨钻或骨凿去除阻挡的骨质。最后，髓腔锉应处于截骨平面，且锤击后不再前进，髓腔锉应与大部分髓内骨皮质紧贴，特别是后侧和内侧皮质。采用直柄假体时，前方可能会残留薄层骨松质，此时可用手试着旋转髓腔锉，检查有无松动，以判断其旋转稳定性。如果仍存在明显的异常活动，应进一步加大锉的型号，直至达到充分的轴向和旋转稳定。选用带颈领的柄还须精确处理股骨颈截骨平面，随后置入同样大小的股骨假体。

4.骨水泥型股骨侧假体的安装

骨水泥固定假体适用于股骨皮质菲薄、严重骨质疏松及不能获得可靠压配固定的患者。股骨侧的显露和髓腔开口与生物型假体相似，但无须广泛地磨锉髓腔，保留骨松质可以使骨水泥达到最佳固定效果，此时要求假体柄充满髓腔并在周围形成充分的骨水泥层。应选用可轻易插入股骨近端髓腔的最大号髓腔锉。通常髓腔锉尺寸略大于相应假体柄，处理后的髓腔应允许假体周围形成厚度合适的骨水泥层，通常近端为2~5 mm，远端为2 mm。取出股骨试模，在预计假体柄插入深度下方大约1 cm放置骨水泥限制器，以避免骨水泥进入过深。股骨髓腔以脉冲冲洗，用负压吸干，纱布填塞髓腔。将骨水泥真空搅拌，并倒入骨水泥枪。当骨水泥不再黏手套并确保骨水泥枪尖端没有空气后，以逆行方式从髓腔远端向近端注入骨水泥，使骨水泥推动骨水泥枪退出髓腔，至截骨平面后，安装骨水泥加压装置。置入前确定理想的前倾和外展角度，随后以连续平滑的动作插入假体柄，避免内外翻和旋转，防止骨水泥层出现空隙。当假体到了试模时的位置后，轻轻在假体上加压，去除多余骨水泥，手指对假体柄周围骨水泥加压。如果股骨干相对较宽，可加用远端中置器以降低假体内翻的风险。

5.软骨组织张力和下肢长度的确定

安装模板测量确定的股骨头颈试模，复位髋关节，评估软组织张力、活动度和关节稳定性，确认是否存在撞击及下肢长度。复位时将髋关节略内收、屈曲，牵引下肢，将股骨头牵过髋臼上缘，随后内旋复位。复位困难时要检查是否存在软组织挛缩，特别是后方的关节囊，如有应将其进一步松解。如果仍然不能复位，则需要改用颈长较短的试模。注意髋关节复位时不要过度扭转股骨，以防止发生股骨骨折。复位后软组织张力应允许1~2 mm松弛度。在各方向活动髋观察有无脱位趋势，特别是要内收外旋关节，或伸髋外旋，判断是否存在前脱位倾向。髋关节在下列情况下应当是稳定的，即伸直并外旋40°、屈曲90°，并内旋45°及屈曲40°时内收并轴向加压。如果关节发生碰脱位，需要改用加长颈。如果髋关节不能伸直，要改用短颈。还应注意髋关节在极度位置有无碰撞，如髋臼前方骨赘屈髋内收内旋时会发生碰撞，后方骨赘则影响外旋，必要时去除相应骨质。进一步判断轴向和旋转稳定性。在确定的假体头装配之前要仔细将假体椎部擦干净，特别是使用陶瓷头时，以防止后期陶瓷头假体破裂。使用金属头时确保其朝向关节的一面没有划痕，否则会增加长期磨损。

6.关闭伤口

仔细将臀中肌牢固缝于大转子上的腱膜止点处，并在阔筋膜深部假体平面置入引流管。屈髋外旋有助于缝合阔筋膜。以可吸收线间断缝合皮下，常规缝合皮肤。

二、术后处理

术后如果患者能够忍受，应尽早开始负重行走。术后最初6周，因臀中肌力未恢复，应在助行器辅助下部分负重行走，随后逐步过渡到手杖，这段时期应避免过度后伸、外旋和内收等活动，6周后视外展肌力恢复情况开始完全负重行走。

三、注意事项

（1）髋关节脱位时不要采用过分粗暴的动作，以防止发生股骨干骨折。如果关节脱位时阻力较大，要进一步松解关节囊，把关节近端的骨赘完全切除，或脱位之前先行股骨颈截骨。

（2）髋臼杯压配良好时无须附加螺钉固定。

（3）锉股骨髓腔远端时触摸股骨近端有助于判断和控制髓腔钻的方向，避免穿出至髓腔外。

（4）术前模板测量的尺寸仅供参考，正确的假体选择还必须通过术中锤击的声音、软组织张力、肢体长度等综合判断。

（5）增加偏心距有助于减少撞击综合征的发生。

第五节　后外侧入路人工全髋关节置换术

后外侧入路在初次人工全髋关节置换术中应用也非常广泛，其最大的优点在于显露范围大，易于扩大髋臼和股骨髓腔以便于假体置入，而且解剖分离容易，因此几乎适用于所有全髋关节置换术的患者，除非患者伴有严重的骨性强直或关节周围严重异位骨化，需要行截骨术以改善髋关节活动度。严重髋关节发育不良、股骨头完全脱位的患者行截骨术也更有利于肢体的延长。与前外侧入路相比，其最大的缺点在于高脱位率，主要原因为手术松解导致后方关节囊和肌腱稳定结构的破坏，还可能与后入路导致髋臼假体位置欠佳有关。将后关节囊和外旋肌群在大转子和股骨近端后侧进行止点重建，有助于解决髋关节后方软组织稳定性破坏的问题。

一、手术方法

（一）体位

患者取侧卧位，前方和后方用支撑垫固定骨盆于标准侧卧体位，肩胛部用垫支撑，双臂板保护好腋部和肩部。

（二）手术入路

切口从大转子下4～6 cm经大转子顶点中后部向近端弧形延伸，指向髂后上棘远端，通常形成一约140°的夹角。切口长度依据患者体型及切口深度而定，要切开足够的长度以减少周边软组织损伤，注意使筋膜切口位于大转子区域内，以避免切入臀大肌而发生过多出血。切开筋膜后向近端沿肌纤维方向劈开臀大肌。分离转子滑囊后，识别臀中肌后缘、深面的臀小肌及梨状肌肌腱，用Hohmann拉钩放置于臀小肌后缘深面，将臀中肌、臀小肌牵开，显露出梨状肌及联合肌腱。将其从大转子止点上切断并用不可吸收线标记，然后向后方牵开外旋肌群，显露后关节囊。

用电刀沿股骨颈基底部切开关节囊，并继续向后上和后下方切开直到髋臼盂唇，从而形成一基底部宽的后方关节囊瓣，将其用缝线标记并向后方牵开以显露股骨头和股骨颈，随后屈曲内旋髋关节，使股骨头脱位。

（三）股骨截骨

切断股方肌上半止点，注意电凝旋股内侧动脉的分支，此时可看到小转子近端，按照术前模板测量在小转子上合适的高度进行截骨，截骨时应保持大腿与地面平行，小腿垂直于地面。截骨角度取决于假体形状及插入位置，截骨完成后立即冲掉骨碎屑，以减少术后异位骨化风险。

（四）髋臼显露

伸髋后，在前方盂唇放置弧形牵开器，将股骨向前牵开，在髋臼前上方分离残存的关节囊和股直肌反折头，进一步松解前关节囊有助于显露髋臼前方。后方用一宽大的弧形Hohmann拉钩从关节囊内放置在盂唇周围，并用锤子轻轻敲入坐骨内。注意不要损伤坐骨神经。然后清除盂唇及髋臼切迹内的软组织。

（五）假体安装

与前外侧入路相似，注意臼杯前倾角要大于外侧入路（20°～25°）以防止髋关节后脱位。髋关节屈曲、内收、内旋90°后处理股骨近端，用标准直角Hohmann拉钩向上牵开外展肌，清理股骨颈和大转子后方的软组织才能够充分显露股骨近端髓腔开口处，使股骨侧假体顺利置入。这种体位会导致下肢近端血管发生扭转，应控制手术时间，以减少术后发生深静脉血栓的风险。

（六）关节囊修复

髋臼和股骨假体置入后，用2 mm钻头在股骨近端、大转子后方钻两个孔，复位髋关节后，用2-0不可吸收线将后方关节囊和外旋肌群缝合固定于大转子钻孔处。

二、术后处理

术后避免坐低矮的椅子；避免髋关节过屈或过度内旋及手术侧侧卧位；术后6周复查时，鼓励患者开始脱离助步器行走，并训练外展肌。

三、注意事项

髋关节后外侧入路主要并发症是假体后脱位增多，因此在假体安装合理的基础上，修复髋关节后方结构有助于降低脱位率。另一个潜在并发症是后方缺乏软组织，造成髋关节和皮肤的交通，可能通过伤口开放通路污染髋关节。修复后部结构也能够提供一层额外的软组织保护。

后外侧入路一定要避免损伤紧贴外旋肌群走形的坐骨神经。此外，股骨假体置入时还可能极度内旋、屈曲和内收髋关节，造成坐骨神经损伤。因此，要确保患者软组织松解彻底，以避免过度牵拉或压迫坐骨神经。

关节囊明显挛缩的患者，即使不能够通过修复关节囊完全闭合后方创口，也应当尽可能修复关节囊和外旋肌群，以提供术后即刻的内旋对抗作用。

第六节　直接前侧入路微创人工全髋关节置换术

近十余年来，在人工髋关节置换领域内，微创理念也逐渐受到重视，出现一系列以减小手术切口、降低肌肉损伤为目的的微创手术。这些手术均为上述标准入路的改良，通过专用手术器械辅助，在更小的软组织创伤下完成手术。其中，直接前侧入路应用最为广泛，该入路利用阔筋膜张肌和缝匠肌间隙显露髋关节，无须破坏任何肌肉，理论上具有软组织损伤小、术后恢复快、脱位率低等优点，因此更加符合微创全髋关节置换的理念。

髋关节前侧入路由法国医师朱代（Judet）于1947年应用于全髋关节置换术，当时他所使用的假体为股骨颈内短柄的丙烯酸股骨头假体。到19世纪60年代，随着查恩利（Charnley）低摩擦人工髋关节假体的流行，前侧入路在股骨侧假体安装中的局限性日益凸显，因而逐渐淡出人们的视野。直至马特（Matt）等设计出前侧入路专用手术床及手术器械，在髋关节前侧10 cm以内的单切口内完成微创人工全髋关节置换术，这一技术才再次得到重视。由于直接前侧入路完全利用神经界面，在术后疼痛控制及功能锻炼方面具有天然的优势，近年来在人工全髋关节置换领域被迅速推广。

前侧入路微创全髋关节置换术带来的影响是多方面的，包括改进手术器械、优化麻醉技术、改善术后康复方案及更好地满足患者预期等。已有临床研究证实其术后早期（6个月内）功能恢复速度更快，步态的恢复也优于传统手术。但前侧入路微创手术存在明显的学习曲线，手术医师的经验将直接影响患者疗效及并发症的发生，与传统手术方式相比其优越性及远期疗效还需要进一步证实。

一、适应证和禁忌证

符合初次人工全髋关节置换术手术指征的大多数患者均可通过该入路完成，但髋臼后壁明显缺损的患者不适合采用该入路。

美国髋膝外科医师学会循证医学委员会的指南中，不推荐体重指数超过40的患者行择期全髋关节置换，这对直接前侧入路的患者同样适用。尽管髋关节前方区域的皮下脂肪少于外侧和后侧，但采用前侧入路仍然存在一定困难，腹型肥胖患者存在腹部和大腿皮肤的重叠，容易造成伤口愈合不良及感染。

髋关节严重畸形、挛缩的病例，由于操作空间小，采用微创前侧入路需要医师具有相当丰富的经验，应当慎重选择。此外，以往有髋部手术史，需要通过外侧切口取出内植物的患者，也并非该手术的最佳指征。

二、手术方法

该入路完全利用缝匠肌和阔筋膜张肌的肌间隙显露，无须切断任何肌肉，从而降低了患者后期跛行的风险。股骨近端入口的显露程度决定股骨端假体能否顺利安装，因此这是手术中最关键，也是最困难的一个步骤。术中除牵引床之外，还需要一些特殊的器械辅助显露及假体安装。

（一）髋关节显露

（1）患者平卧于手术床，双下肢中立位，通过专用足套连接于牵引架，下肢轻度内旋有助于触摸阔筋膜张肌界限。该手术床可透视X线，方便对术侧髋关节进行后伸、内收及外旋，还可以术中安放消毒转子钩辅助抬高股骨近端，以便于置入股骨侧假体。

（2）切口起自髂前上棘后方2 cm、远端1 cm（该点常位于腹股沟的皱褶处），随后沿阔筋膜张肌表面向远端及后方延伸（指向腓骨小头方向）至大转子前方，在髂前上棘外侧可触及该肌肉的起点。

（3）沿切口线在阔筋膜张肌表面切开阔筋膜，沿鞘内阔筋膜张肌前缘钝性分离，将筋膜内侧缘与肌肉分开，即可见深面的脂肪条带，沿着脂肪条带向股骨颈内上方分离，于阔筋膜张肌和缝匠肌间隙显露髋关节囊前外侧。

将一把Hohmann拉钩于关节囊外置于股骨颈外上方，另一把置于股骨颈内侧牵开股直肌与缝匠肌，显露并用骨膜剥离器剥开股直肌反折头及髂腰肌后，在关节囊内侧股骨颈下方放置第三把拉钩，在切口远端结扎横穿的旋股外侧动脉升支及其伴行静脉。

随后依次切开关节囊表面的筋膜、深面的脂肪组织及关节囊，注意要切至股骨颈外侧与大转子交界处，然后将Hohmann拉钩移至关节囊内，显露股骨颈和股骨头。

（二）髋臼侧假体的安装

在股骨颈截骨之前先轴向牵引髋关节，待髋关节间隙增大后插入一专用弧形股骨头骨撬，向内侧松解股骨头圆韧带，并在其他方向上松解关节内粘连。随后进行股骨颈截骨，将取头器拧入股骨头并向后旋转，如脱位困难可在此位置进一步松解后方软组织，即可取出股骨头。

外旋45°并轻轻牵引下肢有助于显露髋臼，牵引过度会妨碍髋臼显露。用一把弧形Hohmann拉钩置于髋臼前缘，另一把放在髋臼后缘中点，充分显露髋臼。

切除盂唇后，将髋臼锉至合适大小。用偏心手柄置入髋臼杯假体，注意避免软组织阻挡而造成的髋臼前倾角及外展角过大，必要时术中透视以确定髋臼假体位置，然后放入内衬。

（三）股骨侧假体的安装

髋臼置入后，开始安装股骨侧假体，这也是该手术最为困难的部分。股骨近端的显露要借助通过电动支架连接于手术床的大转子钩，先松开下肢牵引，将髋关节外旋90°，过伸、内收，并将股骨内旋至中立位，然后将大转子钩置于股骨近端后方，并通过连接杆上最近的孔与手术床相连。用电动控制将股骨近端向前抬起，以显露股骨假体柄入口，不要过度抬高以避免转子部骨折。股骨近端抬高有困难时，要进一步松解紧张的关节囊，特别是后外侧靠近大转子的部分。

用偏心手柄扩髓及置入假体柄。装好试模后移除大转子钩，牵引内旋复位，在透视下判断肢体长度及偏心距。试模选定后，再把大转子钩放回去，牵引、外旋90°、过伸、内收和股骨钩上抬脱位髋关节，装入假体并复位。进一步评估软组织张力、髋关节稳定性和活动度，明确是否存在髋关节撞击、肢体长度是否合适，以及生理活动范围内髋关节能否保持稳定，如果不稳定，还需要重新调整假体位置。

（四）关闭伤口

彻底冲洗伤口，逐层缝合深筋膜、皮下软组织及皮肤。缝合深筋膜时要注意不要损伤股前外侧皮神经。

三、并发症

该手术并发症容易发生于学习曲线的早期阶段，主要与没有充分掌握手术要点、术中显露不充分有关。戈伊蒂亚（Goytia）等根据手术先后顺序对81例前侧入路全髋关节置换手术进行对比，发现前20例的出血量及手术时间均高于最后21例，手术熟练程度从第60例之后才开始显著提高，表明该手术也存在一定的学习曲线。该手术的常见并发症主要包括以下几种类型。

（一）股骨近端骨折

大转子部位的股骨骨折，一般是为追求髓腔显露，过度上抬大转子钩所致。股骨距发生的骨折多见于近端抬高不充分，扩髓腔时局部应力过大。为减少骨折的发生率，一定要充分松解关节囊，特别是存在严重髋关节囊挛缩的患者及肥胖患者。使用带有偏心距的手柄更有助于扩髓及置入假体柄，切忌不可勉强操作，以防发生术中骨折。

（二）股前外侧皮神经损伤

该神经离开腰大肌外侧缘后，在腹股沟韧带下方，在距髂前上棘1.5～5 cm处走行于阔筋膜张肌表面。直接前侧入路沿阔筋膜张肌和缝匠肌间隙分离，靠近股前外侧皮神经，而且该神经与阔筋膜张肌和腹股沟韧带的解剖关系存在多种变异，因此术中可能有损伤。多数患者为一过性神经麻痹，3个月内可逐渐恢复。神经损伤与切口位置、皮下组织分离及拉钩放置等因素均有关，应缩短手术时间以减少对皮神经的牵拉。在锉髋臼、放置髋臼杯及锉髓腔术中，采用带偏心距的弧形手柄有助于降低神经损伤概率。

（三）其他并发症

与传统入路相似。传统手术的脱位率为2％～4％，微创前侧入路手术可将其降至1％以下。早期经验不足时，有可能导致假体安装欠佳，从而出现早期松动。

采用直接前侧入路进行全髋关节置换术具有微创、恢复时间短、假体置入精确、脱位率低等优点。但是需要专用手术床、专用器械及专门训练的医师，通过较长的学习曲线，才能够充分掌握手术技巧，从而降低并发症的发生率。因此，手术医师改变熟悉的手术入路而选择前侧入路手术时，应当特别谨慎，只有选择合适的病例，以及掌握正确的手术技巧，才能够充分保证手术的成功，降低并发症的发生率。

第二章　髋关节置换翻修技术

第一节　髋臼假体取出技术

初次人工全髋关节置换术是最容易成功的骨科手术之一，通常有较好的手术效果和较低的手术并发症发生率。尽管在手术技术、假体设计、植入工具和固定方法等方面取得了很大的进步，但是如果手术失败，仍然需要将假体取出。初次人工全髋关节置换手术的迅速增加，初次人工全髋关节置换手术的年龄放宽到年轻人的趋势，以及年老患者更加活跃的生活方式，使得全髋关节翻修术的数量大大增加。成功的全髋关节翻修术需要认真的术前计划和高超的手术技术。在假体取出过程中所用的技术、造成的骨与软组织缺损程度，大大影响了假体的选择和固定。在这章里，笔者将总结现有的髋臼假体取出技术，并评估每种方法的优缺点。

一、术前计划

做好术前计划非常重要。为了取出假体，医师必须了解假体的设计、类型和状态（固定良好还是松动），选择恰当的拆卸工具和假体拔出工具。

术前确定髋臼假体的类型，能为医师提供诸如固定方法、聚乙烯内衬的锁定机制、有没有固定螺钉（螺钉的类型和数量，固定桩）等信息，从而可以使医师准备特殊的工具来安全取出假体。术前了解假体的生产厂家同样非常重要，因为该厂家可以提供特殊的假体取出工具，使假体取出更加容易，同时保留更多的骨量。部分髋臼假体从术前X线片上可以很容易地辨认出来，而另外一些则具有相似的X线表现，建议复印后者原始的手术记录，这可以精确确定植入物的类型、尺寸和聚乙烯内衬的锁定方式。另外，如果原始的手术记录对手术细节的记录不是太详细，或者在手术中有可能仅更换内衬，就要复印植入物粘贴单上假体的信息。确定假体的类型以后，如果对该假体的设计不是很熟悉，最好通过现在的经销商联系原先的代理商，并让他们提供髋臼假体的模型。这样医师就能够仔细研究内衬的锁定机制、取出方法，以及有可能妨碍假体取出的其他原因，如多孔涂层的固定桩、固定螺纹等。

接下来就需要确定髋臼假体的类型和失效机制，必须确定假体固定的状态（是固定良好还是已经松动）。有多种X线片有助于确定假体的固定状态，包括标准的骨盆前后位片、roll-up侧位片和穿桌侧位片、Judet骨盆斜位片。有时，在常规X线片上难以确定固定是否牢固的患者可能会用到骨盆入口位和出口位片。评估髋臼假体的基本要素是一段时间内的一系列X线片。单独的X线片只能提供髋臼假体当时位置的图像和当时骨溶解的程度，但不能提供假体移位的信息。应用相同技术和体位拍摄的系列X线片，能够为医师提供关于假体移位、假体周围骨溶解的程度及病情进展等信息。

在骨盆前后位X线片上，查利（Charaley）和德利（DeLee）描述了骨水泥固定的髋臼假体周围的三个区。骨—骨水泥界面或骨水泥—假体界面的一个区或更多的区存在放射性透亮线，对确定假体的固定状态非常有帮助。在这几个区内都存在放射性透亮带，尤其是宽度大于2 mm的透亮带，高度提示骨水泥固定的髋臼假体已经松动。然而，在非骨水泥型髋臼假体的周围也可以出现放射性透亮线，这类假体松动的征象是假体逐渐移位。虽然术前影像学评估对预测假体的固定状态非常有用，但有时只能在手术中直视活动假体才能最终确定假体的稳定性。

如果髋臼假体是组配式的，而且术前评估表明髋臼假体固定良好，手术医师必须最终决定是仅仅更换聚乙烯内衬还是将臼杯和内衬一起更换。在做决定时必须考虑的因素，包括金属臼杯的类型和固定是否牢固、假体的位置、目前内衬的锁定机制和牢固程度、是否有合适的内衬、髋臼假体的长期临床效果和髋臼假体周围是否有巨大的骨缺损。臼杯和内衬一起更换的优点是能够彻底清除骨溶解，对骨溶解造成的骨缺损进行更充分的植骨；缺点是可能造成更大的骨缺损，并且使翻修的臼杯获得牢固固定更加困难。对固定牢固、位置良好的金属臼杯病例，如果内衬的锁定机制达不到标准，也可以在原来的臼杯里用骨水泥固定一个新的聚乙烯内衬。

二、髋臼假体取出技术

（一）髋臼显露

无论是更换内衬还是去除整个髋臼假体，都需要充分显露。360° 完全显露假体的固定界面是必须的。无论是骨水泥型还是非骨水泥型髋臼假体，在去除假体前，为尽量减少取出假体造成的骨缺损，必须将假体界面完全分离；而在分离界面之前，必须能够完全直视界面。与此类似，仅仅更换内衬也需要看清楚髋臼假体的周缘，这既有助于取出内衬，又有助于保证新的组配式聚乙烯内衬的固定。

如果股骨假体得以保留，清理固定界面会更加困难而且需要更大的切口进行显露。在这些患者中，如果股骨柄是组配式的，去除股骨头会改善显露。去除股骨头时必须小心，避免划伤股骨假体的颈轴。一般来说，用推顶器抵在股骨头的基底部，用锤子轻轻敲击，敲击的方向与柄锥的方向一致，或者用专门设计用来去除股骨头的特殊工具来完成这项任务。部分切除关节囊可以使股骨假体的柄锥有活动空间，常通过在后方入路中切除关节囊的前上部分、在前方入路中切除关节囊的后上部分来完成，从而形成一个腔隙来容纳股骨假体的柄锥。

如果髋臼假体显露良好，对内衬内的软组织和髋臼假体固定界面的软组织就可以用手术刀或电刀切除。骨性增生可以用手动工具如咬骨钳或骨刀来清除。电动工具如高速磨钻、大号髋臼锉用来清理髋臼入口的骨质增生和凹凸不平的部分。如果显露欠佳，在手术时不能彻底清理假体的界面，牵拉时有很大的力量作用在骨盆上，这样就增加了骨量过度丢失、髋臼骨折和骨盆不连续的风险。所有这些都会对固定方法的选择、是否需要植骨、负重，甚至髋关节翻修的成功产生重大影响。

（二）更换组配式髋臼内衬

目前组配式的髋臼内衬材质包括聚乙烯、金属和陶瓷。在髋关节翻修手术中最常遇到的是聚乙烯内衬，硬界面的内衬也经常遇到并逐渐增多。成功取出这些内衬需要应用不同的器械和不同的技术。

（三）更换聚乙烯内衬

如果需要从组配式髋臼假体内取出聚乙烯内衬，取出技术多种多样。如果内衬已经松动，可以用钳子抓住内衬的边缘将其拉出。如果内衬锁定机制完好且没有松动，也有许多方法可以用来取出内衬。许多组配式的臼杯有特殊设计的专用内衬取出器械，如果手术中准备了这些器械就应该应用。这尤其适用于使用金属锁定环来固定内衬的髋臼假体。在这一类设计中，为了将髋臼假体的锁定环与锁定沟分开，通常情况下准备这些特殊设计的工具是必须的。

如果手术中没有取出聚乙烯内衬的特殊器械，并且也没有锁定环，可以将骨刀插入臼杯与聚乙烯内衬之间将其撬出。另外，用骨刀或骨锥抵住内衬边缘并向骨盆远端方向击打，可以使内衬与臼杯分离。如果应用骨刀击打内衬边缘，内衬仍然固定良好，或者担心产生医源性骨折，可以应用螺纹针骨牵引技术以更加容易地控制拉力，取出内衬。

市场上可以买到聚乙烯内衬取出器，可在内衬的底部预先钻一个孔，然后将内衬取出器拧入这个孔内。当取出器的螺纹通过预先钻的孔逐渐拧入较软的聚乙烯中时，取出器的尖端会碰到硬的金属臼杯。随着取出器的螺纹在聚乙烯内衬内逐渐深入，内衬逐渐被拔出来。同样的道理，在聚乙烯内衬的边缘钻直径3.2 mm的孔，拧入6.5 mm的螺钉也可以取出内衬，将螺钉慢慢拧入可以产生与带螺纹的聚乙烯内衬取出器相同的牵引力。无论应用哪种技术都必须小心操作，避免将螺钉拧入臼杯里面空的螺钉孔或中央孔。没有金属臼杯的阻挡，钻头或随后拧入的螺钉取出器可能进入盆腔，导致血管神经损伤或内脏损伤。

作为最后的手段，可以用高速钻将聚乙烯内衬切割成大块，但是这样做的缺点是会产生大量的聚乙烯碎片，同时可能损伤金属臼杯的锁定机制或其内表面。切割前在髋臼的周围用湿纱布隔离一下伤口，可以限制聚乙烯碎片在伤口内的弥散。

（四）更换金属内衬

随着硬对硬界面应用的增多，医师必须意识到，取出组配式金属和陶瓷内衬不能再使用上面提到的取出聚乙烯内衬的传统技术。既然组配式金属内衬的锁定机制通常是用光滑的锥形锁定（与聚乙烯内衬边缘的锁定环或齿状交错不同），为了把金属内衬从一个固定良好的金属臼杯里面取出来，推荐使用震动性击打力量来松动光滑的锥形锁定。再轻轻地反复敲击臼杯的边缘，可能会解除光滑的锥形锁定。假体制造商通常也会提供特殊的内衬取出器械。多数情况下这些内衬取出器械作用于臼杯的周边，医师打击的力量在周边产生震动，这会解除金属内衬的锥形锁定，使内衬松动便于取出。

（五）更换陶瓷内衬

更换陶瓷内衬的技术与更换组配式聚乙烯内衬和金属内衬基本相同。对于设计将陶瓷内衬安装在组配式聚乙烯内衬里面的那种假体，前面描述的取出聚乙烯内衬的各种技术都可以应用。然而，目前多数陶瓷内衬的设计是应用锥形锁定机制将其直接固定到金属臼杯里面的（没有聚乙烯内衬那一层），所以取出陶瓷内衬的技术与上述取出金属内衬的技术基本相同。然而，如果陶瓷内衬已经破裂，可能无法使用市售取出器。陶瓷的裂缝能够吸收震动，令陶瓷内衬和金属臼杯的锥形锁定难以解除。在这种情况下，直接击打陶瓷内衬或臼杯边缘，能够提供足够的震动力量使残余的陶瓷碎片脱离原位，然后将碎片逐个清除。

一旦去除了内衬，必须充分评估金属臼杯的状况，因为这有可能妨碍内衬更换。如果臼杯的锁定机制被破坏，或臼杯内面被股骨头磨光，这时即使臼杯固定牢固、位置良好也需要更换。另外，需要全部去除髋臼假体的指征包括虽然在设计上锁定机制是完好无损的，但是由于设计不良，或者受臼杯几何形状的影响，或者聚乙烯内衬的厚度不够，而不能得到新的内衬。除翻修臼杯之外，可以在原有的臼杯内面用骨水泥固定一个聚乙烯内衬。如果臼杯固定良好但是有轻度的位置不良，可以考虑在原臼杯内放置一个聚乙烯内衬或调整股骨假体的前倾（如果股骨假体也需要翻修的话），这样既能获得稳定性，也不需要翻修臼杯。

（六）取出整个髋臼假体

目前最常用的髋臼假体是组配式、半球形、压配型的髋臼杯，内有聚乙烯、金属或陶瓷内衬与其锁定。骨水泥型髋臼假体设计包括非组配式、有金属背衬的臼杯或全聚乙烯臼杯。髋臼假体的设计不同，取出假体的难度及方法也不尽相同。压配型髋臼假体可能有加强固定的装置，包括螺钉、突起的嵴和刺等都会影响臼杯半球形的轮廓。如果假体取出器械需要考虑臼杯形状，这些不规则的形状将会影响假体取出器械的选择。

假体取出的首要目标是尽可能少地去除骨质，尽量保留骨量以固定翻修的假体。假体取出器械刀刃的宽度、与髋臼杯假体外形的匹配程度、将假体—骨水泥或骨—假体界面分离的彻底程度都是变量，都会在假体取出过程中影响宿主骨残留骨量的破坏程度。

上面已经描述了取出髋臼假体的许多不同的技术。一些技术对于骨水泥型假体和压配型假体都适用，而另外一些技术则是专用的。

（七）取出骨水泥型髋臼假体

一个关键原则是要分离假体—骨水泥界面，这样才能够取出假体，随后能够在直视下去除骨水泥。遵循这个原则能防止不必要的骨质破坏。如果盲目分离骨水泥—骨界面会破坏过多的骨质。取出骨水泥臼杯最常用的方法包括应用与植入的臼杯弧度（半球形）相同的弧形骨刀，或者应用带螺纹的臼杯假体取出器。应用取出器时，钻的初始导向孔必须对准聚乙烯臼杯的中心。然后将臼杯假体取出器拧入导向孔，将一个独立的套袖拧入拔出器的柄，逐渐拧紧直至与假体的边缘贴紧。随后将整个拔出器复合体作为一个整体撬动，将杠杆的力量平均分配到整个假体上。假体可能与其表面附着的骨水泥作为一个整体分离下来；或者假体—骨水泥界面被破坏，全部或部分骨水泥留在原位。剩下的骨水泥就可以在直视下清除。

文献描述的另外一种方法是用髋臼锉将骨水泥固定的臼杯假体逐渐磨薄。当臼杯假体基本上磨透，下方的骨水泥可以透过残留的聚乙烯看到时，聚乙烯和骨水泥可以很容易地用手动工具取出。

有学者介绍了另外一种技术：在骨水泥固定的臼杯假体内（尤其是假体边缘）钻多个直径2.5 mm的孔，然后在各个孔内依次拧入直径4.5 mm的全螺纹皮质骨螺钉，这样可以逐渐分离假体和骨水泥界面，重复这个过程直至假体开始翘起。他们注意到，随着螺钉的逐渐拧入，骨水泥鞘常常破碎，这样就更有利于假体取出。有时可以将假体和整个骨水泥鞘一起拔出。他们报道在20例患者中应用该技术而未发生相关并发症。

全聚乙烯假体还可以用小磨钻分成3~4块，然后将其逐个取出。这种方法的一个优点是可以缩小固定界面（与整个假体的固定界面相比），这样就可以用较小的力量将碎块取出。但这种方法会产生大量的聚乙烯碎屑，需要小心地将其去除干净。

假体取出后取出残余骨水泥时重要的原则可以归纳为"化整为零，各个击破"。将残余的骨水泥打碎后逐个取出，要比试图一次性将整个骨水泥取出强许多。将骨水泥鞘削薄，产生应力集中点，取出残余的骨水泥碎块是一个枯燥的过程，但它能够将在取出骨水泥过程中造成过多骨量丢失的风险降到最低。可以用高速磨钻将骨水泥鞘削薄，也可以用细钻头在厚的骨水泥鞘上钻孔以形成应力集中点。用手动工具（尖头或V形尖端的骨刀、凿子等）可以很轻松地将薄的、有应力集中点的骨水泥取出。通常也可以用相同的方法取出任何残留的骨水泥桩，即用钻头或磨钻将骨水泥磨薄，然后用骨刀将其切成小块取出。即使是非感染患者也不建议将骨内的骨水泥桩留在原位，因为在随后的髋臼磨锉过程中，当髋臼锉碰到骨水泥桩时，会将锉的扭力传到骨盆而造成骨折。

除非有感染，一般情况下将骨盆内的骨水泥留在原位是明智的。通常情况下，骨盆内的骨水泥的形状像蘑菇，看到的部分要比骨盆内看不到的部分小得多。试图取出骨盆内的骨水泥可能有两种后果：一种是通过小骨窗去取骨盆内大块骨水泥造成骨量的过多丧失，另一种是对已经与骨盆内骨水泥粘连的重要血管神经结构造成潜在的损伤。如果必须将骨盆内的大块骨水泥取出，可以考虑采用腹膜后入路显露骨水泥和腹膜后结构。对于不经常做这种入路或对腹膜后解剖结构不太熟悉的医师，建议请普外科医师上台共同处理。如果腹膜后的骨水泥有明显的瘢痕形成和粘连，则需要小心解剖才能将其取出。史密斯（Smith）和艾尔斯（Eyres）介绍了一种技术：用超声装置在骨水泥块内部制作"Y形沟槽"，于原位将其打碎，然后逐块将骨盆内骨水泥取出。

（八）取出压配型髋臼假体

与取出骨水泥型髋臼假体一样，取出压配型髋臼假体同样有许多技术。如果假体松动明显，可以用钳子或类似的夹子、夹持器械〔克歇尔（Kocher）钳或持针器等〕将其取出。可以通过对髋臼假体施加压力的方法来评价假体的轻微松动。如果加压时有液体从髋臼的周缘流出，提示髋臼假体已经松动。如果臼杯有螺钉固定，就像以前提到的，必须先将组配式的内衬取出，这样才能显露需要取

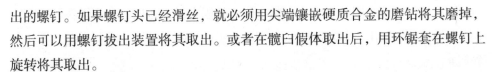

出的螺钉。如果螺钉头已经滑丝，就必须用尖端镶嵌硬质合金的磨钻将其磨掉，然后可以用螺钉拔出装置将其取出。或者在髋臼假体取出后，用环锯套在螺钉上旋转将其取出。

如果臼杯没用螺钉固定，手术医师就可以直接取出内衬了。取出内衬可以使骨—假体界面的显露更加清楚，更加轻松和安全地将界面分离。

一个取假体的常用方法是用手动弧形骨刀去分离固定界面，这种方法可以单独使用或与其他方法联合使用。分离髋臼边缘的固定界面，然后沿着假体周边逐渐加深分离直至假体松动。要时刻记住弧形骨刀也占一定的体积，因此为避免髋臼周缘的骨折，应该从假体下方骨质最厚的地方开始分离固定界面。这样，当弧形骨刀移动到髋臼缘最薄的地方时，骨刀占位效应所产生的挤压力量就大大减小了，因为坚硬的髋臼杯会移位到先前分离的髋臼缘最厚、最坚强的部位。髋臼周缘分离完毕后，一定不要过早地利用杠杆的原理去撬动髋臼缘。在将假体从骨床内完全分离前，试图用骨刀撬动假体的骨性边缘，可能会导致髋臼缘骨折，或者无意中将黏附在假体上的骨质带出来，造成大量骨丢失。

手动弧形骨刀系统的发明，使得固定良好的臼杯的取出变得容易多了，因此被多数医师推荐为取髋臼假体的首选工具。这个系统带有薄的、与弧形骨刀形状类似的刀刃，与半球形球头组合在一起。当将半球形球头放在髋臼内衬里面时，刀刃与髋臼假体的背面轮廓紧密贴服。必须事先了解臼杯的外径和内衬的内径。选择与内衬的内径尺寸最接近的球头后，转动刀刃，刀刃便会以球头为旋转轴并在其引导下围绕臼杯的外径轮廓转动。开始用短刀刃分离髋臼假体的边缘，然后沿着圆周方向用长的、全尺寸的刀刃分离臼杯，长的和短的刀刃弧度均与臼杯外径相匹配。米切尔（Mitchell）等报道应用Explant系统连续取出了31个生物型臼杯假体，没有发生并发症，而且骨量的丢失也很小。皮尔森（Pierson）等描述了用与弧形骨刀或Explant系统类似的方法来分离固定界面，将摆锯折弯成与臼杯外径相同的弧度，然后应用弯的摆锯取出假体。他们认为摆锯的优点是，当摆锯前进时是在去除骨质，而不像弧形骨刀在前进时会在有限的空间内增加体积，这样就减少了髋臼缘骨折的机会。不过他们也提出警告，这种方法是一种非常激进的方法，应用这种方法时必须十分小心，以避免过量切除骨质。

带刺的臼杯没有一个光滑、半球形的轮廓，所以难以环形分离假体—骨界面，这样就不得不在没有完全分离固定点的情况下将臼杯拔出。另外，虽然能够看到臼杯内壁，但无法判断刺的位置。在取出假体前，在弧形骨刀前进的过程中医师可以感觉到刺的位置，在取出假体之前要尽量多地分离界面。黛拉（Della）和斯图钦（Stuchin）描述了一种用相同假体作为模型来确定刺位置的方法。器械商能够提供假体作为模型，这样可以精确确定刺的位置。确定位置后用尖端镶嵌硬质合金的高速磨钻将刺的基底部磨掉，一旦刺与臼杯分离，就可以用标准技术（弧形骨刀等）将臼杯取出，残留的刺在直视下取出。当然，如果没必要取的话也可以将刺留在原位。

与用带螺纹的拔出器取出骨水泥固定的聚乙烯臼杯类似，也有通用拔出器械可用来去除非骨水泥型组配式臼杯，这种器械必须与环形分离臼杯假体的技术结合使用。这种拔出器械卡在臼杯锁定装置的沟槽中，可以提供一个牢固的杠杆力臂，然后轻轻地晃动骨床中的臼杯。必须强调的是，这种器械不能代替在骨床中环形分离臼杯的技术。过早、粗暴地利用杠杆原理扳动臼杯拔出器的长臂，试图将已经有良好骨长入的臼杯从骨床中撬出来，可能会带来灾难性的后果，如髋臼骨折、骨盆不连续或大量骨丢失等。

文献上描述的另外一种取出假体的方法是通过击打假体的周缘来对假体施加分离力量。多姆（Daum）等描述了在髋关节翻修手术中应用带偏距的金属冲击打臼杯使其移位的方法。在他们描述的技术中，用骨刀环形分离假体—骨界面，包括去除突出于髋臼下内侧缘的任何组织，来防止假体移位的过程中发生"门口阻挡"现象。在环形分离臼杯周围的固定界面后，用咬骨钳或骨刀在假体边缘上外侧的髂骨上做一个直径3~4 mm的"钥匙孔"。通过此孔放入带偏距的击打器，并使击打器与髋臼假体相接触，然后击打直到假体松动。应用带偏距的击打器能够对假体表面施加击打力量，而且没有被表面的软组织阻挡。Daum等讲述了他们在3年内应用该技术成功处理了35例翻修手术。

马尔科维奇（Markovich）等描述了一种用类似的技术来取出非骨水泥型臼杯的方法。他们先在髂骨上钻孔，放入一个尖端带碳化金属头的冲子，然后对假体的背面施加击打力量。他们也是先用弧形骨刀分离臼杯的周边，然后用球形击打器击打臼杯的内面。应用的是压缩力量，然后用冲子通过髂骨上的钻孔在接触假体的背面的"分离点"施加分离力量。他们认为假体在击打两三下后就松动了。如果假体还没有松动，就需要继续用骨刀分离假体周围的界面，然后再次击打假体的背面直到固定界面分离为止。他们描述了20例翻修手术，在手术中将假体从骨中分离取出非常迅速，最多需要10分钟；其中有1例患者在术中发生骨折，该例患者为骨质疏松的老年女性，经历过多次髋关节翻修手术，也有骨盆不连续的病史。

安斯波（Anspach）和拉契维奇（Lachiewicz）描述了应用气动钻来取出骨水泥型臼杯和非骨水泥型臼杯假体的技术。这种方法应用重复的、方向可以改变15°左右的扭转切割力量将假体从其下方骨水泥或骨中分离出来。在体外，他们在8例尸体标本中应用了该技术，其中1例出现骨盆骨折，1例技术失败（钻头从聚乙烯里面钻了出去）。在体内，他们报道了6例患者应用这种方法成功取出了假体。另外，据报道他们用这种方法又处理了5例患者，都没有并发症和过量的骨丢失。

作为最后的选择，与取出固定良好的骨水泥臼杯假体相类似，可以将臼杯在原位用尖端镶嵌硬质合金的高速磨钻将其切割成几块，然后分块取出。术中发生医源性骨折的可能性很大，其是其他常规的经典方法都失败的情况下可能会用到的技术。帕普罗斯基（Paprosky）建议当髋臼假体接近科勒（Kohler）线的时候考虑应用该方法。他认为，在假体内移明显的情况下，弧形骨刀的占位效应使骨盆内重要结构损伤的危险性大大增加。通常情况下，用磨钻通过假体的中央孔分别向髂骨、耻骨和坐骨方向切割，将假体切成3块。通常先取出下方的那一块，这个区域假体的骨长入最少所以很容易分离。当这一块取出以后，就可以从臼杯的中央或边缘到达其他两块的固定界面。应用这种方法时，为避免金属切割产生的金属颗粒对周围软组织造成污染，需要用敷料覆盖隔离假体以外的区域。

第二节　保留臼杯的髋臼翻修术

在非骨水泥型金属臼杯固定良好的情况下，许多时候需要翻修聚乙烯内衬。最常见的情况是内衬磨损、锁定机制损坏和轻度的臼杯位置不良。某些情况下，更换的内衬不但要与原臼杯的锁定机制相匹配，而且要与医师想要的股骨头尺寸相匹配，同时具有唇状结构。

如果手术中能够得到相匹配的内衬，那么技术主要包含以下3点。

（1）充分显露髋关节以取出旧的内衬，安放新的内衬。

（2）正确安放和锁定新的内衬。

（3）获得和保持髋关节的稳定性。

如果术中没有相匹配的内衬，那么医师只有两种选择，要么将固定良好的臼杯取出，要么在原先的臼杯内用骨水泥固定一个新的内衬。本节讲述在固定良好的臼杯内用骨水泥固定一个新内衬的技术。

早期的非骨水泥型髋臼假体（第一代）在很多方面存在许多问题，如锁定机制、内衬设计、聚乙烯厚度较薄和聚乙烯内衬寿命较短。虽然金属臼杯和股骨柄固定良好，但内衬的机械性不稳定、磨损或两个因素都有也可导致聚乙烯内衬的中期失败。现在有多篇关于锁定机制失败而导致组合式聚乙烯内衬脱位的报道，也有一篇非组合式髋臼内衬脱位的报道。如果臼杯的锁定机制已经损坏，部分报道推荐将整个髋臼假体全部更换。然而翻修臼杯并不是没有危险的，也可能出现骨折、大量骨丢失等情况。这使得许多人对当聚乙烯内衬不能被固定在臼杯内时，用骨水泥将内衬固定在臼杯内的可行性进行了研究。用骨水泥固定聚乙烯内衬的适应证包括聚乙烯内衬脱位、锁定机制损坏（由于磨损、疲劳或创伤）、术中没有材料或尺寸合适的内衬，需要改变内衬的朝向或需要更换为限制性内衬。

一、决定是否保留臼杯

当考虑用骨水泥固定内衬的时候，就需要认真查阅以前一系列的髋部X线片。如果存在持续的透亮线、假体移位和大的溶骨性病变，往往提示假体即将松动，不能保留臼杯。医师应该警惕患者腹股沟区域与活动相关的疼痛病史，这往往提示臼杯即将松动。应该去查阅患者以前的手术记录和住院病历，从上面可以了解臼杯的生产厂家、臼杯的直径和厚度（这里面也包含内衬的直径等信息），以及臼杯内表面的几何形状等信息，这样才能够保证在手术时获取合适的内衬。确认旧的假体，对确定是否能够得到可以更换的聚乙烯内衬非常有用。检查内衬直径（与臼杯直径比较）、内衬的类型（全聚乙烯内衬或组合式设计）和内衬的形态（表面的沟及它们的朝向）等变量，可发现内衬的相对尺寸（相对于臼杯内径）是最重要的变量。如果外科医师考虑应用与原臼杯制造商不同厂家生产的内衬，而不是应用原臼杯制造商生产的内衬，术前就要找到与原臼杯相同的臼杯，并将准备植入的内衬与该臼杯比较，来确定内衬的形状是否与原臼杯兼容。

术前准备的器械包括所有髋臼翻修需要的标准器械。为了更加准确地检验臼杯的稳定性，手术医师应提前准备好安放原来的非骨水泥型臼杯时用的植入手柄。生产厂家应该准备用来取臼杯的拔出器。另外，还需要准备直径6.5 mm的松质骨螺钉用于帮助取出很难取出的内衬。如有必要在臼杯或内衬表面制作沟槽，就需要准备高速磨钻（尖端镶嵌硬质合金）。如果原臼杯已经松动，还需要准备新的臼杯。即使术前影像学没有发现巨大的骨溶解也应该准备颗粒状异体骨，因为在臼杯周围可能会发现小的骨溶解。有时候通过臼杯的螺钉孔，或者通过马洛尼（Maloney）等描述的在臼杯上方开窗的方法，能够发现这些骨溶解。

二、取出原有内衬

多数第一代内衬可以用骨刀取出，多数厂家会生产专用拔出工具用来取出臼杯里的内衬。如果没有专用工具，内衬取出通常会很难，尤其是取出有金属锁定环的内衬会更困难。如果手术中没有这样的专用工具，可以在聚乙烯内衬上（在臼杯中央孔与边缘中间附近的位置）用直径4.5 mm的钻头钻一个孔，然后拧入直径6.5 mm的螺钉，当螺钉的尖端顶在臼杯内壁时，内衬就会脱离臼杯。如果这种方法不成功，医师可以用较细的高速磨钻或骨刀将聚乙烯内衬切割成4块。在取出内衬之前应该仔细观察内衬的边缘，查看有没有股骨颈撞击臼杯边缘的迹象，如果有，就表明臼杯的位置不能接受，需要调整内衬高边的位置或增加头颈比（通常应用大直径股骨头）。

三、检查原来的金属臼杯

取出内衬之后，医师应该显露臼杯—骨界面，检查臼杯的稳定性。用Kocher钳夹住臼杯的边缘或用冲子推顶臼杯边缘的方法来证明界面缺乏骨长入，可能会显得力量不足。医师应尽力寻找用来植入臼杯的专用手柄，因为它是用来检验界面稳定性的最好工具。如果实在找不到这种工具，也需要准备其他厂家提供的可以固定在臼杯周缘的工具和锁定在臼杯螺钉孔中的工具。界面活动表明需要臼杯翻修。

医师应当评估臼杯内壁的表面和内部形态，有几种情况使得新内衬与原来的臼杯之间的锁定不是最佳。例如，用骨水泥将内衬固定在臼杯内壁时，有5个螺钉孔设计的固定强度比没有螺钉孔的固定强度高40％。他们也注意到内壁光滑的臼杯降低了固定强度。如果金属臼杯的边缘较小，会降低内衬肩部与臼杯边缘的锁定力量，固定强度将会下降。如果计划用限制性内衬，将在内衬—骨水泥界面和骨水泥—臼杯界面之间产生额外的应力。在这种情况下，医师应当考虑在臼杯的内表面用金属切割工具制作沟槽，以提高锁定能力。

四、新内衬的选择和尺寸

医师应该考虑为了特殊的临床需要，使用哪种类型的内衬，以便手术室能提前准备。这不仅要考虑预计用到的内衬型号和范围，也需要考虑材料、内径和内衬开口的朝向。如果脱位的风险很高，医师应当准备限制性内衬，或者与大直径股骨头或双极股骨头相匹配的内衬。如果在正常的髋关节活动范围内股骨颈会与限制性内衬的高边发生撞击，就应当避免使用限制性内衬。因为反复的撞击会对内衬在臼杯内的骨水泥固定、臼杯在骨内的固定，以及内衬的限定机制造成威胁。也就是说，与在原来的臼杯内用骨水泥固定非限制性内衬相比，在原有臼杯内用骨水泥固定限制性内衬并不明显增加松动率。

在手术室里应提前准备一套与预计植入的内衬相同的试模。聚乙烯内衬不一定与臼杯是同一个厂家生产，但是医师必须警惕内衬背面几何形状的不同，这可能会导致其无法与原臼杯兼容。聚乙烯内衬肩部的形状和边缘的尺寸也存在很大的区别。部分臼杯的边缘有柱状隆起，这影响了内衬的植入。并不是所有内衬的型号都用它们的真实外径来标明。另外，不同臼杯生产厂家生产的金属臼杯的厚度不同，很难估计臼杯的内径。因此，咨询原来臼杯厂家的代理商就显得非常必要。部分学者已经证明，应用比臼杯内径小2～4 mm的内衬的固定强度要比用比臼杯内径大2 mm的内衬的固定强度高。用比金属臼杯内径大2 mm的PCA内衬，在用89.67 N±1.53 N撬动力量时内衬失效；而用比金属臼杯内径小2 mm的PCA内衬，撬动力量为454.25 N±44.09 N时才失效；传统的锁定机制在撬动力量为176 N±23 N时失效。这样看起来好像将内衬完全包含在臼杯内是获得良好结果的关键因素。内衬的包含非常重要，主要考虑两个因素：防止股骨假体颈与内衬撞击，提高臼杯与内衬边缘的机械接触。

文献研究尚未提示到底是用骨水泥固定聚乙烯臼杯好，还是固定聚乙烯内衬好。多数骨水泥固定的臼杯的形状比内衬更接近半球形，因此很难将它们完全包含起来。多数骨水泥固定的臼杯表面有纹理以利于固定，而内衬没有。聚乙烯臼杯一般不像内衬那样有很多材料和形状选择，如高交联或朝向变化。虽然也有报道在臼杯内用骨水泥固定高边内衬的结果，但是邦纳（Bonner）等的数据表明，只要用比臼杯内径小的内衬且尺寸合适，并避免撞击，就能够获得良好的固定。

五、准备植入内衬

是否在骨水泥固定前将聚乙烯表面粗糙化以增加固定力量还存在争议。多数组配式内衬的周边有沟槽用于锁定。一些骨水泥固定的聚乙烯臼杯的表面在生产时就带沟槽。研究表明，只要植入的内衬尺寸合适，内衬背面的沟槽在提高撬出力量方面的作用不大。与PCA内衬相比，沟槽在HGP内衬中对内衬稳定性起了更大的作用。研究者也发现比臼杯直径小4 mm的内衬比小8 mm的内衬的固定强度更高，但应将其归因于骨水泥厚度不同。在对DePuy聚乙烯内衬的测试中，研究者发现，与没有沟槽的内衬相比，周围有沟槽的内衬确实能够提高撬出力量，但是他们对比的是不同类型的内衬。上述所有学者都报道，与聚乙烯内衬上面十字形交叉的沟槽相比，增加环形沟槽确实能增加固定强度，这是因为沟槽的方向与剪切力的方向垂直。

如果聚乙烯内衬的内在稳定性不强（边缘较小、没有锁定的沟槽），或者在应力较高的情形下（骨水泥固定限制性内衬），内衬背面周缘的沟槽能够大大提高固定强度。这在内衬边缘有可能遭受撞击时非常重要，如用骨水泥固定限制性内衬。医师应当根据聚乙烯内衬的内在稳定程度，来决定是否需要增加额外的沟槽。

如果需要额外塑形，医师应该格外注意聚乙烯内衬的厚度，以免将沟槽做得太深而损伤臼杯的完整性。对内衬塑形时应在操作台上进行，因为操作时可能会产生大量碎屑。沟槽的深度为1～1.5 mm就足够了。塑形时可以用尖头或小圆头磨钻。多数研究表明，环形沟槽比十字形交叉的沟槽固定强度更高。

六、准备金属臼杯

髋臼和螺钉孔内的碎屑必须完全清除。如有螺钉且明显松动，也必须将其取出，因为它们并不能增加稳定性，而且也可能成为磨损微粒迁移的通道。固定良好的螺钉应当留在原位，尤其是计划应用限制性内衬时。可以通过螺钉孔或臼杯周围到达溶骨病变处，用刮匙刮除病变并用颗粒骨尽可能紧地打压植骨。可以通过螺钉孔用关节镜器械中的"交换棒"来打压植骨。建议在所有螺钉孔背面的骨内钻孔，这样在放置内衬时可以产生骨水泥锚定的效果。

从公开的资料来看，目前还不清楚是否需要将金属臼杯的内面粗糙化以加强固定。在多数体外生物力学实验研究中，固定失败发生在骨水泥—内衬界面，而不是发生在骨水泥—金属界面。在临床中，所有的失败都发生在骨水泥—内衬界面。因此，应该根据臼杯内面的抛光情况、是否有螺孔和边缘锁定机制的情况，来决定是否将臼杯的内面粗糙化。如果臼杯内面非常光滑，在周边做环形粗糙化处理能将固定强度提高20％。可以用镶嵌硬质合金头或金刚石切割轮的高速磨钻来进行粗糙化处理。就像将聚乙烯内衬塑形的情况一样，必须十分小心，避免将沟做得太深（＞2 mm）而降低金属臼杯的强度。对于不同研究中描述的十字、环形和"蜘蛛网"等将臼杯内壁粗糙化处理的方法而言，现在还不能证明哪一种方法比另一种方法优越。将臼杯内壁粗糙化处理后必须将碎屑尽量清理干净，因为这些碎屑可以在关节表面充当第三体。

七、植入内衬

现在还没有关于用不同骨水泥技术在臼杯内固定的聚乙烯内衬的使用寿命的临床数据。需要考虑的关键点在于骨水泥的量、混合技术和植入技术，包括中置和骨水泥鞘的厚度。在混合骨水泥前，需要确认内衬放在臼杯内是否合适。应当注意内衬试模可能比同样型号的真正聚乙烯假体要小。

对于直径小于70 mm的臼杯，用40 g骨水泥（1袋）足够固定内衬，除非医师想用骨水泥去填充臼杯外面的巨大空腔。如果医师计划手工向骨水泥内加入抗生素，建议每袋骨水泥内加入的抗生素粉不要超过1 g。通过真空搅拌来减少骨水泥内的气泡可能会提高骨水泥的抗疲劳性能。不需要使用骨水泥枪。当骨水泥不再粘手套时，将骨水泥搓成一个球。将少量骨水泥用手指压入螺钉孔，然后将剩下的骨水泥球填入臼杯中。用一个比计划植入的内衬直径小4 mm的双极头试模将骨水泥压入臼杯中。在试模头表面覆盖湿手套可以防止骨水泥粘在试模上。就像用骨水泥固定股骨假体一样，必须加压几秒钟来让骨水泥进入螺钉孔内。

与在液态阶段使用相比，在聚合期更黏的阶段（面团期）使用骨水泥，骨水泥移位到骨盆或溶骨性病变的腔隙的可能性更小。当金属臼杯与聚乙烯之间的间隙比较小时，就需要使用流动性更强的骨水泥，否则内衬的完全植入将非常困难。

在良好的骨水泥技术中最重要的是内衬中置于骨水泥鞘的中央，内衬中置而且内衬的穿顶不能接触金属臼杯。另外，哈夫特（Haft）等也表示，如果用他们推荐的将内衬边缘紧紧靠在臼杯上的做法会导致骨水泥鞘不完整。骨水泥鞘的最佳厚度尚不清楚。部分学者根据以前的研究建议骨水泥鞘厚度为2 mm（内衬的直径比臼杯的内径小4 mm）。目前还不知道厚度为2 mm的骨水泥鞘在长时间循环负荷作用下的表现。

第三节　股骨假体和骨水泥的取出

髋关节翻修术中通常需要取出股骨假体，翻修医师必须具备快速取出假体同时又不影响重建的能力和技巧。髋关节翻修根据手术的原因涉及多种情形，包括骨缺损的范围、原来假体的类型及可能存在的感染。许多需要取出股骨假体的病例都涉及上述因素中的一种或几种。因此，股骨假体取出需要医师具备全面而熟练的技术。安全、成功取出股骨假体的主要原则包括周密的术前计划、充分的显露、专用工具的准备、合理的技术运用和耐心。不管假体是何种成分，固定模式（骨水泥型或非骨水泥型）、长度和形态如何，只要坚持上述原则，手术就会取得成功。

一、术前计划

（一）指征

确定取出股骨假体需要获得详细的病史、体格检查和标准的影像学资料；感染的诊断可能需要另外的诊断学标准，如急性阶段的反应物、穿刺或核素扫描。常见的假体取出指征如下：①有症状的松动；②持续大腿疼痛；③感染；④骨溶解；⑤假体移位；⑥肢体不等长；⑦反复脱位；⑧内植物断裂；⑨股骨骨折；⑩配合臼杯侧翻修需要；⑪柄和臼杯均移位；⑫与假体头尺寸不匹配。需要重点强调的是，除有症状的松动之外的所有指征，均可出现在固定良好的假体中。

（二）影像学评估

多数情况下，手术医师根据影像学关于骨水泥型和非骨水泥型假体固定的评价标准，对于需要取出的假体的稳定性在术前都会有一个判断。固定良好的柄需要开槽技术。一般情况下，医师能够根据X线表现确定假体生产商和型号，也可以通过手术记录和假体标签证实判断；如果医师不熟悉特殊假体，可以从厂家代表那里获得模型，这对于非骨水泥柄或表面粗糙的骨水泥柄来说尤为重要。对于这些类型的柄应判断骨长入或表面预处理的位置和范围，因为这涉及骨—假体界面、骨—骨水泥界面、柄—骨水泥界面的处理。同时，也需要清醒地认识到，许多柄，尤其是钛柄，在传统的骨长入区之外也会有骨长入。应该仔细检查样本柄是否有喷砂或其他的粗糙化处理，判断柄是否有拔出孔或其他供拔出的结构。

骨水泥柄取出前，应根据骨水泥柄的长度和髓腔的填充度仔细判断骨水泥固定的情况；在骨水泥取出的过程中，可找到骨水泥和骨内膜之间的间隙。皮质开窗或大粗隆延长截骨可以取出假体远端以远部分的骨水泥，同时也应该注意渗到骨内膜以下的骨水泥。需要从正侧位X线片来检查骨水泥/内植物的情况，也要警惕骨水泥的皮质渗透或髓外渗透。

术者要有一个完整的术前规划。手术不仅要取出假体，也要考虑到以后的重建，要对股骨骨量进行评估。对于那些近端股骨骨量还好的病例，可以采用标准长度的假体翻修，远端的骨水泥可不予取出。本文中的其他地方也涉及翻修工具的选择和模板测量的详细资料，还是要提醒一下，虽然柄取出有效、安全，但即使最有经验的外科医师也会发生术中骨折的情况。因而，合适的假体要考虑到穿孔或假体周围骨折的处理，要准备长柄假体、捆绑带、接骨板和异体骨。

显露合理的手术切口要考虑以下几个因素。

（1）取出假体的部件：取杯？取柄？还是都取出？

（2）假体固定状态：固定是否良好？

（3）假体类型：骨水泥型还是非骨水泥型？长柄还是短柄？

（4）骨量丢失：是否需要同种异体骨植骨？大粗隆区是否有骨溶解？

（5）肢体不等长：是否需要延长或者缩短肢体？

（6）身体状况：患者是否过度肥胖？高个子或肌肉发达？

许多切口对于股骨假体的取出都是合适的。要选择一个特殊切口以利于取出假体，还需要考虑翻修柄的选择，如粗隆延长截骨（ETO）需要选择一个骨长入长柄；相反，ETO后打压植骨会出现较高的骨不连发生率，也要考虑到骨破坏的程度和类型，如股骨弯曲变形，需要截骨矫形，这可以在骨水泥取出前进行。

需要考虑是否同时行髋臼侧翻修，也要评估大粗隆区的情况。当大粗隆区有明显骨溶解时，标准的粗隆截骨后用捆绑带或钢丝固定，容易出现骨不连或骨折。因而，要选择后外侧入路、粗隆延长截骨来提供尽量大的接触面。

常用的显露包括后外侧入路、粗隆滑移截骨和粗隆延长截骨，指征具体如下。

（1）后外侧入路

①柄/骨水泥状态：a.短柄骨水泥假体，已松动；b.短的骨水泥套；c.不稳定的非骨水泥柄。

②大粗隆区的骨溶解。

③无下肢长度的显著改变。

（2）粗隆滑移截骨

①固定良好的柄：a.骨水泥柄（预涂的长柄）；b.非骨水泥柄。

②股骨畸形、骨质破坏：a.成角；b.皮质变薄；c.穿孔。

③股骨骨折：a.急性；b.骨不连、畸形愈合。

（3）粗隆延长截骨

①骨水泥柄的翻修：a.柄固定良好；b.柄松动、骨水泥层完整；c.预涂柄或粗糙柄；d.长柄/弯柄；e.柄断裂；f.长骨水泥套；g.骨质差。

②非骨水泥柄翻修：a.柄固定良好；b.广泛微孔涂层柄；c.长柄（27～33 cm）；

d.弯柄。

③骨水泥/非骨水泥柄的翻修：a.大粗隆区骨溶解；b.需要结构植骨；c.用于翻修的广泛涂层柄；d.患者有医学免疫缺陷，有感染，柄固定良好。

有时，复杂的髋臼侧翻修需要前后联合入路。

（三）工具

可以从厂家那儿获得非骨水泥型假体和骨水泥型假体（包括骨水泥）的取出工具。建议尽可能准备足够多的工具。用临时拼凑的普通骨科器械，会增加骨折、穿孔、手术延时及手术失败的风险。

非骨水泥柄的取出工具包括柄拔出器、分离骨—假体界面的不同工具、切割金属的高速磨钻等。

1.柄拔出器

拔出工具可能是特殊的，也可能是通用的。假体设计一般在肩部有带螺纹的孔，然而拔出工具很难拔出一个长入稳定的柄，过度用力会破坏接入拔出器的螺纹，尤其在内植物是由金属制成的情况下，偏心用力的话还会使拔出器断裂。有些柄在近端有一个前后向的孔，可以放置钩状的拔出器。其他设计包括固定在假体的颈领上等。如果没有从厂家那里获得专用假体拔出工具，需要准备多种通用拔出器。建议所有病例都做这种准备，以备假体专用拔出器失败时使用。

2.分离骨—假体界面的不同工具

长入良好非骨水泥柄的骨—假体界面的分离有多种工具，依据长入位置和手术切口的位置不同而异。需要的工具有以下几种。

（1）不同长度和形态的可弯曲的骨刀。

（2）小的电锯。

（3）铅笔尖样的高速磨钻。

（4）线锯。

（5）带孔的环锯。

3.切割金属的高速磨钻

对于有微孔柄的取出，需要有切割金属的能力和技术（对于一些有涂层或粗糙面的骨水泥柄也是这样）。高速磨钻上的硬质合金常被用于横断假体，偶尔也会因为颈领阻碍了近端内侧的操作而切断。

骨水泥柄及骨水泥的取出工具在设计和功能上基本类似于非骨水泥柄的取出工具。需要的其他工具如下。

（1）磨钻将近端骨水泥分割成小块。

（2）电动工具分离假体柄—骨水泥—骨界面（颈涂层或粗糙柄）。

（3）手动工具粉碎取出骨水泥。

（4）取出远端骨水泥柱和远端塞的工具。

（5）其他辅助工具。

粉碎近端骨水泥鞘的工具：对于骨水泥柄近端外侧肩部的骨水泥，高速磨钻非常有用，切割金属的硬质合金磨钻也非常有效，也可应用超声波骨水泥取出工具。

分离假体—骨水泥界面的工具：对于骨水泥柄界面分离来说，手动和电动工具都很有用。如果能将柄从骨水泥鞘中拔出，最好用手动工具将骨水泥分割成小块；如果不能拔出，界面分离需要用薄的高速磨钻分离。

取出远端骨水泥柱和远端塞的工具：有不同丝锥的长钻、节段性骨水泥拔出工具、不同的超声波探头等。

其他辅助工具：骨水泥取出过程中，髓腔必须有一个好的视野，推荐使用手持或头戴纤维光源。传统的吸引器头易被骨水泥和软组织堵住，特殊设计的吸引器头可解决这种问题，这种吸引器头兼具光源照明，吸引和冲洗的功能。取骨水泥碎片的工具应有不同的长度和形态，类似垂体咬钳，末端的微偏心设计改善了在髓腔中的视野。

三、取出非骨水泥柄的工具

取出松动的非骨水泥柄可能只需要简单的拔出器，而不需要粗隆截骨；注意为避免骨折，不能让粗隆的突出妨碍柄的拔出。

剩下的讨论主要针对未松动的柄：尽管根据术前X线检查结果考虑了柄松动，术中虽然用力敲击拔出工具却不能取出柄，表明柄未松动。发生这种情况时需要放弃暴力敲击，要想办法分离骨—假体界面。切口随骨长入范围而不同，对于广泛涂层的柄，可根据固定模式（骨长入/稳定的骨纤维组织结合）和髓腔填充程度确定切口长度。

（一）近端涂层股骨柄

对于固定良好的近端微孔涂层柄，推荐粗隆滑移截骨或者短的粗隆延长截骨。需要分离的界面主要在干骺端，大部分是松质骨，因为骨质可能压缩，通常应用可弯曲的、薄的骨刀间隔分离皮质骨与假体。骨刀很锐利，操作时注意骨刀的方向，避免偏离假体而进入周围骨骼。骨刀从近端向远端通过股骨颈部，从外侧到内侧经过粗隆截骨，从近端向远端分离柄外侧区。小摆锯可以通过粗隆截骨处由外向内分离前方和后方的界面，这与扁骨刀的作用类似。必要时需要借助高速超薄切剖工具来劈开骨—假体界面。在柄与皮质骨直接结合区，建议选用骨刀；当遇到假体远端骨质硬化时，最好用高速磨钻分离。

通过粗隆截骨可以分离前后外侧界面，但内侧区却不能分离。对于无领的假体，内侧由近及远的分离可以通过股骨颈区实现。通常假体和皮质在这个区域是直接接触的，可用高速切剖分离工具。带领的柄会阻碍这种操作。最直接的解决方法是用高速硬质切割工具将领割掉，尤其是钛合金柄的领很容易切割。而切除钴铬合金柄的领就困难和费时得多，通常需要几个锯片，花费昂贵，这迫使一些医师选择线锯。锯通过假体颈内侧区颈领以下的部分，锯的两端向内外侧分开，平行于植入界面的前后面，至粗隆截骨区。手柄交替前后用力，同时向远端切割。采用这种方法时，建议采用短的粗隆延长截骨。一旦各方向的假体—骨界面都完成分离，利用合适的拔出工具就很容易将柄取出。

如果几个公司的拔出器都不能使假体活动，表明柄未松动，接触面没有分离，这时要停下来改用上述方法重新分离接触界面。个别情况下，近端涂层假体的骨长入区与骨骼分离后，假体仍然难以取出。这种情况主要见于钛柄，可做远端喷砂处理或金刚玉处理。这种柄按照上述广泛微孔涂层柄的处理最终会取出。尽管不是一个真正的微孔表面，随后的组织学检查却证实了骨长入。当精心准备取出一个钛涂层的柄时，这种情况要牢记于心，尤其是在术前知道柄的喷砂处理或其他的远端粗糙化处理，或髓腔填充，或X线显示假体与骨骼长为一体，柄的远端部分缺乏反应线时。

（二）广泛涂层股骨柄

广泛涂层股骨柄有时被错误地认为就是远端固定，这样的柄因为塑形有广泛

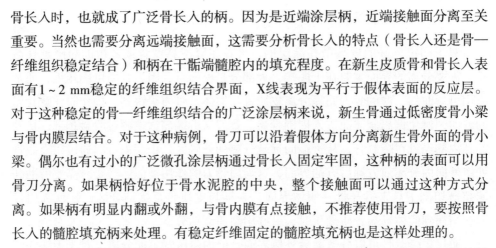

骨长入时，也就成了广泛骨长入的柄。因为是近端涂层柄，近端接触面分离至关重要。当然也需要分离远端接触面，这需要分析骨长入的特点（骨长入还是骨—纤维组织稳定结合）和柄在干骺端髓腔内的填充程度。在新生皮质骨和骨长入表面有1~2 mm稳定的纤维组织结合界面，X线表现为平行于假体表面的反应层。对于这种稳定的骨—纤维组织结合的广泛涂层柄来说，新生骨通过低密度骨小梁与骨内膜层结合。对于这种病例，骨刀可以沿着假体方向分离新生骨外面的骨小梁。偶尔也有过小的广泛微孔涂层柄通过骨长入固定牢固，这种柄的表面可以用骨刀分离。如果柄恰好位于骨水泥腔的中央，整个接触面可以通过这种方式分离。如果柄有明显内翻或外翻，与骨内膜有点接触，不推荐使用骨刀，要按照骨长入的髓腔填充柄来处理。有稳定纤维固定的髓腔填充柄也是这样处理的。

因为广泛微孔涂层和髓腔填充，骨长入柄是最难取出的柄，即使应用薄的骨刀也有较高的骨折风险。因为在柄和皮质骨之间没有间隙，需要能去除界面的工具。对于这种病例，我们倾向于应用所谓的环钻技术，采取两种方式操作。最初的技术需要结合粗隆滑移截骨，近端界面分离后，显露股骨前侧皮质，将一个大约等长的模板放在股骨前侧，定位近端三角和远端圆锥结合部。定位后，用磨钻在股骨前侧皮质上开一个卵圆形的窗。沿标记处向远端延长1 cm，窗的宽度由内向外约为1.5 cm。然后用磨钻通过窗将柄横断。

窗周围软组织用塑料膜或湿纱布保护，以防金属污染。需要持续冲洗来加速切割，以防切割工具快速膨胀，尽量降低骨坏死的发生率。需要准备若干切割钻头。取出的金属柄部分随着柄直径的增加而增加。因此，15 mm直径的柄花费的时间是10.5 mm直径柄的两倍（两倍碳钨合金钻头）。横断柄后，完成近端界面的分离，假体的近侧段就可以用合适的工具取出。假体远端部分尽可能用最小号环锯取出。需要大量生理盐水冲洗。应间歇取出环锯，将髓腔内的碎屑彻底冲洗干净后，再使用环锯。根据柄的长度不同可能需要多个环锯。当所有界面分离完成后，柄远端部分就会在环锯内取出了。

有学者报道了一种联合应用粗隆延长截骨的改良技术，截骨在近端干骺端和柄圆柱状部分结合部以远2 cm处。近端界面的分离可以按照上面描述的用骨刀和摆锯分离前后侧，内侧用线锯，然后将柄在截骨处横断而无须皮质开窗。随后按上述步骤用环锯取出假体远端。

广泛涂层弯柄的取出也采用类似的模式，粗隆延长截骨至少要到假体弯曲弓处以远，柄横断取出近段，柄剩余部分用环锯取出。

对于迟发性血源性感染的病例，广泛微孔涂层柄有骨长入，并伴有败血症。这些患者通常身体虚弱，不能耐受长时间手术。在一般情况稳定后，还是应冒险取出假体，建议行粗隆延长截骨，不横断柄，用摆锯沿柄长轴前后侧界面分离，内侧用线锯。

四、骨水泥柄的取出技术

（一）不需要延长截骨的骨水泥和柄的取出

如上文不同入路的手术指征情况，柄和骨水泥的取出可以不需要任何粗隆截骨，也可以采用滑移截骨来实现。一般来说，这种情况下柄可以从骨水泥套中拔出，由近及远的骨—骨水泥界面可以从股骨颈处或截骨处进入。如果柄在骨水泥袖套中不稳定，这是可能的；若柄稳定，则仅在柄是光滑的而且没有可导致骨水泥机械锁定的复杂几何形状时，才有可能拔出。

髋关节脱位后，切口内可见股骨近端。有时在柄的肩部上方也会有骨水泥，需要用手动工具或高速磨钻清除直至柄肩部完全显露。对于大粗隆尚未移除的病例，用手动工具去除大粗隆和柄近端外侧的骨水泥时应小心，因为这时相当容易使大粗隆劈裂。接下来，推荐在原来股骨颈截骨处下方用摆锯截出新鲜骨面，这样可以去除瘢痕组织和长入的骨组织，而这些组织会妨碍柄的取出。然后用拔出工具将柄拔出。如果接下来需要翻修髋臼，则最后清理骨水泥袖套。按照这个顺序进行操作可以避免髋臼翻修时髓腔内的血流入臼部，同时也减少了术中失血。

讨论取出骨水泥时，了解骨水泥袖套由近至远的三个区的组成是有帮助的：Ⅰ区（最近端区），干骺端区骨水泥；Ⅱ区，骨干区骨水泥；Ⅲ区，假体以远的骨水泥柱和远端塞。

Ⅰ区容易理解，也容易看到。对Ⅰ区骨水泥，推荐使用手动工具去除。若袖套完整，在用骨水泥起子将其从骨内膜分离前，先要用不同的分离工具将其破解成片段。对于骨水泥袖套的内层，在应用骨水泥起子前，也可以应用有螺纹的钻或超声波设施小心地划线。在完整骨水泥袖套的骨—骨水泥界面处使用骨水泥起子时有导致周缘骨折的风险。

Ⅱ区骨水泥清理相对困难一些，因此，相应发展了不同的工具和技术，但不需要粗隆延长截骨。这种病例一般有短的不完整的或骨折的骨水泥套，或是在骨—骨水泥界面上有X线下的透亮线。有些病例提前用合适尺寸的钻将骨水泥套钻一下，用丝锥能轻易取出骨水泥袖套或大节段。这些丝锥很锐利，有多种尺寸。用合适尺寸的丝锥旋进Ⅱ区骨水泥袖套时会感觉到合适的力度。小心丝锥旋入与股骨直接接触，有造成螺旋骨折的风险。丝锥干部有光滑区，可以用丝锥将骨水泥套取出。如果骨水泥套没有完整取出，通常是在螺纹远端有环形折断，取出的骨水泥类似于"餐圈样"。不断重复这个过程，取出骨水泥直到远端骨水泥柱部分。丝锥的延长办法就是所谓的节段取出系统，应用这种技术将螺纹杆用骨水泥固定在已有的骨水泥套中。丝锥杆部有多个螺帽。骨水泥硬化后，将杆旋出而将螺母留在新的骨水泥里，后者已与松动的骨水泥套相结合，再次插入螺纹杆直到旋入最近的螺帽。将滑锤接入杆部用力敲击，骨水泥套在螺母水平横断，小的餐圈样骨水泥套也被取出。反复操作，直到骨水泥套完全取出。如果股骨峡部有凹陷的骨水泥，不推荐用这种方法。

上述方法是可行的，然而对于经验丰富的翻修医师来说，用骨水泥分离器和起子去除Ⅱ区骨水泥的经典方法仍然可行。对他们来说，这种方法是迅速、高效和安全的。

远端骨水泥塞可以在钻完后用丝锥取出，也可以用非常薄的骨水泥钩慢慢伸入骨水泥套和骨内膜之间，勾住骨水泥塞的最远端。另一个选择是用超声波栓子取出器。在超声波的作用下，特殊设计的取出器溶化在远端骨水泥栓里；骨水泥在取出器周围冷凝变硬，然后用滑锤敲击取出水泥栓。和前面描述的节段取出系统一样，可以多重复几次。

当大块的骨水泥套被取出后，用大的骨水泥钩逐步清理残存的骨水泥，将骨内膜恢复平整，这对于放置非骨水泥翻修柄尤为重要。髓腔内磨钻会偏离中心，导致偏心磨钻，可能导致皮质穿孔。当骨水泥取出满意时，需要术中正、侧位片来证实骨水泥彻底取出。这对于感染时行切除成形术来说尤为重要，因为残存的骨水泥可导致感染的持续存在。

如果骨水泥套取出困难，又不想应用粗隆延长截骨，就要考虑开窗的问题。从股骨干前方显露股外侧肌，然后用高速磨钻在皮质上开1个或多个窗，窗应开在股骨前侧（张力侧），呈圆形，以降低骨折风险。这样的人为穿孔开窗是有用的，可以直达骨水泥套，也允许应用光纤光源改善髓腔内的视野。

（二）粗隆延长截骨取出骨水泥和假体

不同情况下的粗隆延长截骨（ETO），对于取出骨水泥柄和骨水泥都是非常有价值的。优点包括：良好的显露，容易进入骨—骨水泥间隙，股骨远端视野良好，更好的髋臼显露，可靠的粗隆固定，效率更高。

粗隆延长截骨可用于两种方式，取决于截骨前是否取出柄。如果柄能够先从骨水泥套中拔出，截骨就变得简单了，前方、后方的ETO可用摆锯逐步实现；如果柄是粗糙面的、预涂的或有特殊的几何形态，必须先分离骨—骨水泥界面或假体—骨水泥界面才能拔出柄，这时必须先行ETO。

截骨长度取决于以下几种因素：截骨最远端至少应至股骨的前后弓，能够用手动或电动工具直接取出远端骨水泥套。截骨越长，越容易显露骨水泥鞘、远端骨水泥柱和骨水泥限制器。然而，截骨越短，随后进行翻修柄的固定时外侧会有越多的完整峡部皮质管区。大多数病例的ETO应用广泛涂层或粗糙的非骨水泥柄。如果假体远端越过截骨线4~5 cm，多数固定是可靠的。一些骨水泥柄在近端或远端有预涂或粗糙面，这种柄除松动以外的原因需要取出时，ETO可以允许直接进入远端骨水泥—假体界面和骨—骨水泥界面，直达柄的远端。如前所述，当取出感染假体时，最好截骨至假体全长及骨水泥鞘的部分或全长。

若柄能先取出，ETO也有助于骨水泥的取出。Ⅰ区和Ⅱ区的骨水泥用手动和电动工具即可取出。远端骨水泥柱的取出可用钻和丝锥技术、超声取出器或是薄的骨水泥钩。若先行ETO再取柄，骨—骨水泥和骨—假体界面必须分离。有多种工具可用，如用高速磨钻取出柄外侧面的骨水泥，用摆锯或用铅笔尖样的细磨钻分离前后界面，而后取出柄，手动工具取出剩余的内侧骨水泥。

（三）断裂骨水泥柄的取出

当假体近端支撑缺失而远端固定牢固时，骨水泥柄就可能因弯曲疲劳而断裂。近端部分可以直接取出。在ETO技术辅助取出假体前，发明了多种技术用于取出远端部分。例如，在远端部分的近端断面上钻一个孔，将拔出器旋入或挤入孔内，用滑锤拔出水泥套中的远端部分。事实上，上述取出广泛微孔涂层柄的办法也就是这种技术的延伸。还有一种取出断裂柄远端的替代方法：在股骨前皮质相应位置开一个狭长的槽，随后用硬质合金凿在断柄上向近端凿，直至将断柄从骨水泥中取出。如果不适合采用ETO，这是一种简单有效的替代方法。采用ETO技术可于直视下较容易地取出断柄。

第四节　骨水泥固定的股骨柄翻修技术

在全髋关节翻修中，骨水泥柄假体已经沿用四十多年了。在这段时间内，人们已经对这一方法的优点、缺点、适应证和局限性有了深入了解。同时，非骨水泥柄固定已经自成一派，在北美及其他一些地区，非骨水泥柄用于翻修已经在普及程度和方法上完全超过了骨水泥柄翻修。骨水泥固定普及程度下降的一部分原因在于自身的缺点，另一部分原因在于非骨水泥柄固定的众多优点。一方面，骨水泥柄翻修时可提供即时假体固定，优势包括早期固定失败的概率低，在假体固定过程中发生术中骨折的概率低，且与多种形状髓腔相兼容，并允许使用抗生素骨水泥。但另一方面，骨水泥柄不能与大粗隆延长截骨术相结合，且骨水泥和股骨之间的黏合效果也比初次全髋关节置换术的黏合效果差，随着时间的推移，假体松动率会明显上升，很难在解决严重骨缺损的技术层面上达到满意的效果。多玛（Dohmae）等已经证实翻修术中的骨水泥—骨接触面的强度低于初次全髋关节置换术，很可能是因为松质骨结构，而且在第二次翻修中的骨水泥—骨接触面的强度更差。

一、适应证

由于非骨水泥技术的数据不断证明其具有良好的效果且在治疗骨缺损和延长大粗隆截骨术方面具有通用性，骨水泥柄用于翻修的适应证已经缩小，但是骨水泥翻修技术仍然有其价值，是骨科医师可选择应用的一项重要技术。

骨水泥翻修技术可以分为两个主要类别：传统骨水泥翻修（建立新骨—骨水泥界面）和在原来骨水泥鞘内安放骨水泥翻修（之前的骨—骨水泥界面保持完整，并制造新的骨水泥—骨水泥互锁，以达到固定翻修假体的目的）。这些方法都有各自相对应的适应证。

传统骨水泥翻修是年龄较大患者（这些年龄较大的患者取出柄之后可以保留松质骨）的理想之选，比较典型的就是在取出奥斯丁·摩尔（Austin Moore）假体后。日益流行的弯曲短干骺端结合柄出现失败，也可能会成为骨水泥翻修的用武之地。

其他情况下也可能更倾向于骨水泥固定翻修柄，尤其在怀疑之前的放射、代谢性骨病或长期慢性接触抑制骨生长物质是造成初次非骨水泥假体骨长入失败的原因时。当股骨几何形状异常，阻碍使用非骨水泥假体时，可能需要采用骨水泥翻修，因为会在固定良好的非骨水泥柄处出现莫名其妙的股部疼痛。最终，对于患者出现感染的翻修，可以选择抗生素骨水泥技术；但是在松质骨不足的情况下，必须优先进行稳定固定。

目前，传统的骨水泥翻修在北美地区主要用于年龄较大、需求相对较低的患者，应用于皮质骨完好、髓腔内的剩余松质骨可以用于骨水泥交联、股骨髓腔直径很大，以及使用抗生素骨水泥具有明显优势的情况。使用非骨水泥柄假体，即使对于年龄较大的患者，也要求有良好的皮质骨强度及大粗隆延长截骨术可能有助于假体取出的情况。用骨水泥柄翻修较好的病例多是年龄较大、骨质较差，使用Austin Moore型假体行半髋关节置换术出现假体松动的患者。

在原来骨水泥鞘内安放骨水泥的假体翻修技术，应当在现有的骨—骨水泥界面已经通过时间考验，且仍然处于最初良好状态的情况下采用。假体和骨水泥鞘之间互相分离，以及完好的骨水泥鞘中出现假体断裂者，是这项翻修技术的理想候选对象。此外，当需要取出抛光骨水泥柄显露髋臼，调整方向或校正出现差异的肢体长度（采用这一技术可以不损坏现有的骨水泥鞘）时，原来骨水泥鞘内再次安放骨水泥假体可以用于假体柄翻修。

二、技术

（一）传统骨水泥翻修

术前计划选择理想的假体尺寸和长度。如果近端骨缺损，可以考虑股骨距替代型假体。应仔细检查术前的X线片，以确定需要取出的骨水泥或硬化骨以及放置新骨柄的位置。

应按照手术医师喜欢的方式显露髋关节和之前的骨水泥鞘（如果已经取出）。

小心使用手动反刮工具将股骨髓腔中的膜取出。残留的膜会在X线片上形成一条透亮线，这一区域也会彻底无法进行骨—骨水泥结合。建议不要使用铰刀，因为这样会去除髓腔残留的松质骨和宏观结构，形成抛光的光滑圆形髓腔，导致可以提供骨水泥交错结合的宏观和微观结构较少。如果在之前的假体周围出现新皮质，常见于非骨水泥半髋关节置换和骨水泥假体置换失败时，可采用电钻和手动反刮工具取出假体。这一步骤至关重要，因为这将露出与骨水泥交错结合的下层松质骨。坚硬的骨硬化区域还可通过电钻和手动工具处理，以提高骨水泥固定效果。

通常情况下只需要用髓腔锉进行少量的髓腔准备工作，但是在一些情况下用磨锉将股骨髓腔锉至合适的形状是有益的。如果有骨硬化，应小心使用髓腔锉，以防止发生骨折。

放置假体试模，并尝试复位。通常在放置试模后拍摄X线片，以对假体的对线情况和长度进行评估。试模可能不能在股骨髓腔内获得旋转稳定，这可能会减少从尝试复位中获得的信息，但是至少可以使手术医师获取足够信息，确定是否可以使用备用的假体进行翻修以获得理想下肢长度。

在股骨髓腔中适当的深度放置骨水泥塞。如果使用标准长度柄，传统的市售聚乙烯塞通常就很合适。如果使用要求在峡部远端放置塞子的加长柄假体，有时候需要使用尺寸较大的市售聚乙烯塞才能固定。否则，应使用一个长的专用骨水泥注射器注射约10 mL的骨水泥制成一个骨水泥塞。使用脉冲冲洗系统对髓腔进行冲洗，并用在稀释的肾上腺素溶液中浸渍过的纱布吸干，接着用干纱布吸干。插入纱布时应将其尾部留在髓腔外，以尽量减少发生残留的风险。

骨水泥在真空条件下搅拌。几乎所有的翻修病例，高年资医师都希望在骨水泥中增加适量抗生素。在取出干纱布后，使用骨水泥枪将骨水泥注入髓腔中。以倒退的方式注入骨水泥，接着使用圆锥形橡胶管"加压器"进行加压，以填充骨水泥枪筒周围的髓腔。接着将真正的股骨假体逐步插入骨水泥中，并置于合适的水平。目标是在骨水泥固化足够晚的阶段将假体插入骨水泥中，保证可以感觉到阻力，这表示骨水泥已经进一步加压；但是也不能太晚，以确保不需要额外加力就可使假体放置到位。在插入假体的过程中必须确保假体轴向对线，并要确保假体旋转对线，也就是前倾。将假体牢固固定直到骨水泥完全固化，并在这一过程中清除多余的骨水泥。接着进行复位操作，选择理想的组配式头颈长度，将真股骨头部插入假体上。

（二）在原来骨水泥鞘内安放骨水泥假体

术前应认真检查X线片，以决定患者是否满足上面注明的使用这项技术的适应证。模板测量以选择假体尺寸，并决定新的假体是否可以插入之前的骨水泥鞘中。

手术显露后，取出之前的股骨假体。检查骨水泥鞘，确保其完好无损。用磨钻新鲜化处理可以接近的骨水泥鞘的内部。放置假体以确定是否与旧的骨水泥鞘相匹配。如果不匹配，则果断扩大旧骨水泥鞘的内部尺寸来为新假体创造空间。扩大旧骨水泥鞘要使用电钻、铰刀或超声波仪器。一旦复位证明新假体可以放入适当的位置并可以恢复足够的下肢长度，就可以将新的假体用骨水泥固定到相应位置。在固化前，骨水泥鞘的管腔需要用纱布仔细吸干。大部分情况下，骨水泥内加有适量的抗生素，在真空条件下搅拌，并在骨水泥固化早期阶段注入管腔中。更多液态骨水泥可以更高效地粘在旧骨水泥鞘上，这是这一技术取得成功不可或缺的部分。新股骨柄缓慢插入到位，并保证假体的轴向和旋转对线情况。在骨水泥固化后，先用试头进行复位，然后放置最终选择的假体头。

第五节　股骨打压植骨技术

全髋关节置换术后翻修率逐渐增高，翻修术中因骨缺损需要植骨的患者明显增多。很多髋关节置换的患者年轻且活动量大，翻修中残余骨量较少的患者变得越来越普遍。颗粒打压植骨于20多年前就应用于临床，成为翻修术中处理骨缺损非常重要的且被广泛接受的技术，具有明显的优点。尽管翻修术中股骨方面最重要的是生物柄对股骨干的压配，但打压植骨对于骨量的恢复也是一种非常有价值的技术，尤其在遇到较大的膨胀型干骺端或者髓腔时非常有用。

股骨打压植骨的基本概念就是在骨缺损处将颗粒骨打压植入，以支撑打入的假体。股骨柄假体随后被打入具有支撑性的新髓腔。尽管概念非常简单，但该技术非常具有挑战性，需要仔细操作才能获得满意的结果。

合理应用打压植骨能够为假体提供初始稳定性，否则自体骨将不足以支撑假体。除了提供稳固的结构，打压植骨还有为将来翻修保存骨量的优势。打压植骨为其他处理骨缺损的方法提供了潜在的生物替代。

一、适应证和禁忌证

股骨打压植骨可以用于任何需要恢复股骨骨量的股骨柄翻修手术，通常发生在年轻患者身上。这种植骨术被部分人认为是股骨柄翻修术中的常规步骤，而有的人认为只有某些特定的翻修才需要植骨。打压植骨适用于扩张型股骨干骺端或者股骨干，因为其直径超过最大可用假体，妨碍生物固定的充分压配。当计划采用骨水泥翻修柄时，打压植骨对于光滑的股骨髓腔非常有用，少量的松质骨仍可以进行机械性的交锁固定。

活动性感染是打压植骨的绝对禁忌证。然而，尽管理论上对于既往感染的患者进行植骨有所担心，但临床研究显示既往感染的患者在翻修时进行植骨大多取得了成功。国外曾经报道了对53例感染患者为期平均53个月的随访，显示二期翻修时消灭感染的植骨成功率为93％，这个结果与未行同种异体骨移植的其他技术相当。

植骨的相对禁忌证为高龄或者合并多种疾病，这些因素常导致患者在经历较长时间的手术后处于危险的境地。尽管钛网或者皮质骨支柱可以用于股骨结构重建，但当有其他合适的选择时，广泛或者严重的皮质骨缺损和菲薄的皮质骨就不适合这种技术。股骨干骨折是这种技术常见的严重并发症，可见选择合适患者的重要性。

二、基础知识

（一）植骨

最早对于打压植骨的描述包括颗粒松质骨的应用。颗粒松质骨比皮质骨能提供更快的再次血管化、有效的成骨及早期的骨整合，这仍然是现代植骨术的标准。然而，除了再次血管化较慢，皮质骨植骨在提供早期结构稳定性方面却有着理论上的优势。克里格曼（Kligman）等曾报道在股骨侧和髋臼侧行颗粒皮质骨植骨能减少假体移动，提高疗效。

打压植骨可用自体骨或者同种异体骨。自体骨具有成骨性、引导性和诱导性，这些特点均刺激新骨形成。许多实验和临床研究确认其骨诱导性和早期作为新骨形成支架的作用优于同种异体骨，最早的成功报道是使用髂嵴植骨。同种异体骨已被广泛应用于临床中，因为当骨缺损需要较大骨量时，通常超出自体可供骨量。使用同种异体骨同样可以避免供体的疾病。股骨头是当今临床实践中最常用的植骨来源。

同种异体骨的处理过程同样是影响植骨效果的重要因素。当新鲜冷冻骨广泛应用时，同种异体骨可以通过冷冻、冻干或者辐射进行保存。这些处理方法能明显降低宿主的免疫反应，通过消除骨髓细胞和脂肪来促进骨整合，并且能减少疾病的传播。已有未处理的同种异体骨传播艾滋病和丙肝的病例，当然，处理过的骨块的生物学特性发生了改变。假体柄的下沉及影像学上骨整合的缺失，恰巧与使用辐照过的骨块有关。临床实践中，冷冻新鲜骨是当前长期观察效果最好的。然而，鉴于报道结果的可变性，最新的科克伦（Cochrane）数据库发现没有证据证明冷冻新鲜骨的疗效优于处理过的骨块。

坚实的打压植骨应该为股骨柄假体提供机械支撑。共识就是骨颗粒应该大到能保证假体稳定性和骨水泥渗透性。据报道，髋臼侧植骨块理想大小为7~10 mm，大于多数碎骨机获得的2~5 mm颗粒。反锉骨浆技术已被证明机械测试表现欠佳。在股骨侧，远端植骨的最大颗粒应为3~5 mm，而近端应填充8~10 mm的骨条。标准的碎骨机制作2~5 mm的骨颗粒，咬骨钳或者碎骨钳能制作出理想大小的骨块。细磨的骨浆缺少充分压紧的机械特性，应当避免。

理想颗粒的均一性和所需的打压量仍值得讨论。有学者推荐股骨侧植骨强力打压，尽管很难用数量来界定。使用不同大小的骨块紧密打压能增强初始稳定性，同样降低植骨的渗透性（小骨粒填充大骨块的间隙），有减少新骨骨长入及骨水泥渗透的可能。

植骨块的准备过程同样影响结构的机械性能。预洗骨块去除脂肪和骨髓，有利于用力打压，增强抗剪切的性能，估计是因为减少了不可压缩的液体和颗粒间的润滑。通过清洗去除生长促进因子和负免疫源性因素的生物学效果不甚清楚。

可使用各种材料来加强松质骨以增强初始稳定性。陶瓷颗粒混合松质骨应用取得了良好的短期效果。作为植骨块的替代物，多孔钛颗粒的初步实验结果也令人满意。除了结构的加强，向混合物里添加骨髓源性祖细胞、骨形态发生蛋白及二磷酸盐还能起到生物性能放大和调控作用。迄今为止，在植骨中添加佐剂的作用尚不清楚。

（二）植骨融合和再生

由于植骨块在影像学上较难显影，且缺少大量尸体研究，因此缺少确切的科学证据来证明移植骨的长期组织学状态。

打压植骨良好的长期效果及重建骨量的能力，依赖于移植骨和宿主骨之间的相互作用。植骨早期会出现短暂的炎症，然后是再血管化。PET扫描显示术后第8天就出现血流的增加及同种异体骨块附近的骨形成。动物实验确认移植骨的再吸收、松质骨沉积及随后的重塑发生在几周后，几乎全部整合是在12周时，在24周时达到巩固并有再次血管形成、移植骨的骨整合，与骨折愈合软骨内成骨的过程相似。

翻修时活检及尸体标本有助于我们探索移植骨的长期效果。已有报道显示在植骨4个月后出现骨成活及类骨质形成，但仍有很大比例的同种异体骨在术后几年出现坏死。人体标本的活检证明了移植骨在15个月后再生，手术数年后显示完全骨整合及移植骨被活骨取代。

移植骨的机械负荷可以刺激骨整合，并成为植骨成功的主要原因。尽管负荷对于移植骨整合有效果，但是负荷对于移植骨结局具体有多大的影响却很难计算。

三、技术

20世纪80年代后期，股骨侧打压植骨后使用骨水泥型假体的技术开始应用于临床。当前的技术由斯洛夫（Slooff）等推广，手术技术的要求较高，并且对避免并发症、保证重建的长期存活非常重要。

术前计划包括排除感染及评估骨缺损。模板用来推算柄的长度，需要避开任何皮质骨缺损或者重要的松质骨缺损。为避免皮质骨缺损，通常推荐测量至少两个部位骨干的直径。可以行前方、后方或者经粗隆入路显露股骨。松动的股骨柄假体连同骨水泥和碎屑均被去除。彻底清理股骨髓腔对于保证打压植骨远期的骨整合非常重要。固定良好的远端骨水泥块可以放在原地充当植骨块的远端塞。可以使用粗隆延长截骨，只要后期捆绑修复良好就不影响最终结果。

股骨骨缺损需要评估。包容性骨缺损首选打压植骨，非包容性骨缺损可以使用钛网转化成包容性骨缺损。可延展的钛网可用钢丝或者钢缆加固。同种异体骨块同样被用于股骨重建。皮质骨较薄时可预防性地用钢丝或者钢缆环扎。尽管在皮质骨表面放置同种异体骨块能降低骨折的风险，但仍应仔细避免软组织的过度解剖和剥离，因为过度解剖和剥离可能会影响骨的血供，从而损害随后的再血管化。髓腔的闭塞处要求低于最远端骨缺损处或者假体尖端2~3 cm。

我们常准备4~6 mm的松质骨块，使用新鲜冷冻的股骨头进行同种异体植骨。中置器或者导丝可保证植骨的一致，用尖头的圆柱形植骨器从髓腔远端开始打压松质骨。一旦填满三分之二髓腔，类似假体形状的打压器由近端髓腔打入从而形成骨通道。此时，仔细注意打压器的型号。植骨用力打压能为假体植入提供旋转和轴向的稳定，但力量过大容易导致骨折。髓腔锉要比真的假体稍大些，以利于骨水泥壳的形成。当髓腔锉充分稳定时，可用试模进行复位。

在完成髓腔的最后准备和干燥后，用骨水泥由远到近填充髓腔。使用有弹性的股骨远端密封塞来进行加压。假体缓慢插入预计的位置，保持对骨水泥的压力，等待骨水泥凝固。

第六节　用巨型假体行股骨近端置换

一、概述

由于进行全髋关节置换的年轻人及活动量大的患者数量增加，以及人类预期寿命增长，全髋关节翻修的数量稳定增长。同样，严重的股骨骨缺损使得翻修手术变得更加复杂和棘手。磨损颗粒导致的骨溶解、应力遮挡、高龄的骨质疏松、感染及假体周围骨折等，都会导致股骨假体周围骨的丢失。术中的复杂操作会加剧骨的丢失。各种翻修重建方法，如本书前几章所述，都可以处理股骨侧的骨缺损。长柄骨水泥假体或者生物型假体，经典的关节切除成形术、打压植骨、同种异体骨假体置换，组配式或肿瘤巨型假体都可以处理以上问题。同种异体骨假体复合物或全金属巨型假体可以用于因严重骨缺损或者高龄而不适用常规假体的患者。近端股骨假体置换通常用于因肿瘤而需要切去大部分近端骨的患者，或者余下骨的生物功能因辅助放疗或化疗而严重受损的患者，巨型假体也可以用于非肿瘤情况，并且适应证范围正逐步扩大。对于经历多次翻修、假体周围骨折且有明显骨溶解甚至罕见的近端股骨骨折、内固定松动的患者来说，情况和因肿瘤行近端股骨全切除的患者相似。因此，许多相同的原则可以应用。

二、历史

肿瘤患者初次肿瘤假体置换成功后，对于这种翻修的适应证开始扩大到其他病因导致的股骨近端巨大骨缺损。早期北美设计的用于股骨近端置换的是钴铬合金铸造的整块假体。在恶性肿瘤的情况下，需要切除额外的骨质才能使整个假体和切除的近端股骨长度一样，通常导致切除比实际治疗需要更多的骨质。此外，肌肉通常随着骨质一起切除，而且与彻底清理恶性肿瘤相比，患者功能的恢复历来被考虑得较少，外展肌重新固定被放在了第二位。随着巨型假体的应用扩展到非肿瘤领域，引进组配式假体以增强术中灵活性及引进预防措施允许外展软组织重新固定等设计方面的改进接踵而来。

三、适应证

总体来讲，最适合行巨型金属假体置换的是高龄或者久坐不动的股骨近端巨大骨缺损的患者，骨近端巨大的骨缺损可能是由松动的全髋置换、以前的假体周围脓毒血症、顽固反复的股骨近端骨不连或者以前的截骨成形术造成的。年轻患者具有较强的愈合能力，为保留骨量以备未来翻修，通常首选同种异体骨假体复合物翻修。除了计划行全股骨置换，不论哪种情况，绝对要求股骨远端长度足够并且适合固定近端股骨置换。

高龄患者有多种并发症且不能遵守术后负重的限制，这些均是考虑使用巨型假体翻修的适应证。通常，这种手术和复杂的骨缺损翻修手术相比，不需要很高的技术，麻醉时间也短。

四、手术技术

多数情况下，肿瘤假体的置换首选直的外侧切口〔哈丁（Hardinge）入路〕。如果大粗隆可见且较大，可行大粗隆滑移截骨，将外展肌和股外侧肌前移，以显露股骨前外侧。如果大粗隆广泛溶解、不能提供生物力学作用，可以纵向切开显露。小心处理软组织，保留肌肉活性对于促进愈合非常重要。即使不怀疑感染，也应对所有患者进行术中培养和冰冻切片检查。像所有的全髋翻修一样，应彻底冲洗和清创，以减少假体周围可能的聚乙烯或者金属颗粒的三体磨损。

术前计划和术中测量对于决定假体的长度和股骨横向截骨的位置非常重要。术前拍摄带有比例尺的对侧X线片非常有帮助，但是若对侧已行翻修术则比较困难。脱位前可在髂嵴打一根斯氏针，并测量其到股骨某一固定点的距离。这个距离可以根据术前肢体的长度差异来增加或者减少。然而，不稳定性是最大的风险，特别是在外展肌止点异常的情况下，多数是软组织的紧张度决定了长度和偏心距。有时为了维持可接受的肢体长度而不能通过调整肌肉紧张度来维持髋关节稳定，就有必要使用限制性髋臼内衬。将外展肌从骨结构分离后坐骨神经受牵拉就会较少受限，因此应仔细操作以免肢体过长。

根据术前计划和术中确认在股骨近端具有充足圆周骨处进行截骨。摆锯截骨前行骨膜下剥离并放置弯形或者可伸展撑开器，对于保护软组织和神经血管非常有用。术者应最大限度保留宿主股骨的长度，因为研究表明手术效果与保留宿主股骨长度有关。假体取出如前几章所述，股骨按照关节置换的标准准备。股骨的扩髓要比所选的假体柄大2 mm。如果不准备翻修髋臼假体，就打入股骨假体试模，然后检测关节稳定性。如果髋臼假体松动或者髋臼骨缺损，就需要翻修。如果试验后感觉不稳定，可以使用限制性髋臼内衬。试验时，髋关节应该能够屈曲，后伸15°。如果比较困难，或者不能轻易弯到90°，则肢体可能过长，需要仔细检查。经过充分试验后确认关节稳定，股骨假体前倾后可用骨水泥固定假体。若没有禁忌，可使用第三代骨水泥技术和低血压麻醉方法。通常在此类复杂翻修手术中使用抗生素骨水泥。如果可行，就使用骨水泥限位器，但通常假体末端髓腔宽大，限位器的作用不大。如果假体有多孔涂层或者髓外连接套，则保证涂层部分和股骨紧密接触且没有骨水泥的干扰能增强效果。在注入骨水泥之前，使用和柄近端相匹配的髓腔铰刀扩髓可以形成这种连接。无菌明胶海绵条/片包裹假体的涂层能保护界面。一旦骨水泥开始凝固，就可以将其抽出，减少挤出的骨水泥对涂层的污染。在股骨—假体连接处的保护假体涂层能允许皮质外骨桥的桥接，这样能减少假体的骨—骨水泥界面的力量传导，可能会改善松动率。有限元分析确认骨性桥接能减少假体周围骨—骨水泥界面的应力。这种桥接骨可保护骨—骨水泥界面免受聚乙烯磨损颗粒的污染，将磨损颗粒孤立在有效的关节空间外。很多人常规在连接处植骨。

骨水泥硬化后，软组织和近端残留宿主骨可以包在假体周围。这个手术中最有技术含量的部分就是固定外展肌。多数现代假体近端有孔，方便用加粗的不可吸收缝线或者不可吸收的涤纶胶带来固定外展肌。有的假体允许使用"图钉"或者垫圈，螺钉可以拧入大粗隆重新固定在假体近端。翻修时，即使骨质存在，也比较脆弱。多数情况下，笔者以不可吸收的5号线用改良的格伯（Gerber）方法缝合后方软组织套，针从合适的部位穿过假体孔，缝合到前方软组织套，然后穿过邻近的假体孔，穿过后方软组织套再回来，标记后在厚重而宽大的软组织肌腱桥上面打结。通常如此缝合三针，然后打结。确认外展肌紧张但是没有被功能性拉长非常重要，方法是把针穿过软组织缝合处的稍远端的假体孔，外展时修复。一旦打结，前后方的软组织套应在同一水平（居中），软组织套的外侧边缘用0号薇乔线在假体外上方肩部间断缝合。股外侧肌下方的软组织套用可吸收线缝合。这些操作在患肢外展时完成，将股骨肌肉拉向近端固定在外展肌前后方。如果大粗隆周围软组织缺如，分离臀大肌后方至其骶骨止点，能够有效松解肌肉并覆盖假体外侧，缝合到前方肌肉以关闭创口。如果操作正确，假体应该完全被软组织覆盖。切口前方常规防止引流，然后常规关闭切口。

五、术后处理

当使用巨型假体翻修时，继续使用抗生素12~24小时直到引流管拔出。可尝试尽早拔出引流管组织促使患者下床，多数翻修术后12小时的引流小于200 mL就可拔除引流管。血栓预防持续至少6周，或者直到患者下地。允许患者术后尽早不负重下地，但要求外侧脆弱软组织修复的患者使用外展支具限制屈曲或内收，以保护软组织直到术后6~8周。通常脆弱的髋臼侧翻修需要限制负重，而不是骨水泥固定的股骨侧或者软组织。如果极度担心稳定性，可用人字形石膏固定6~8周，但多数成年患者不能忍受。完全康复和外展对抗重力需要在治疗1年后。尽管年轻患者通常能逐渐做到不需要拐杖辅助行走，但老年人可能会一直需要手杖的帮助。

第三章 特发性脊柱侧凸

第一节 特发性脊柱侧凸的治疗目的、原则
与非手术治疗

一、特发性脊柱侧凸的治疗目的

尽管随着第三代脊柱侧凸矫形系统的研制，节段性内固定系统如CD、USS、TSRH等相继推出，但是脊柱侧凸本身并未改变，脊柱侧凸的治疗目的不变。

（1）矫正畸形。

（2）获得稳定。

（3）维持平衡。

（4）尽可能减少融合范围。

二、特发性脊柱侧凸的治疗原则

总的治疗原则为观察、支具和手术。

具体治疗原则如下。

1.侧弯Cobb角小于20°的脊柱侧凸

应严密观察，如每年进展大于5°并且Cobb角大于20°，应行支具治疗。

2.Cobb角20°~40°的脊柱侧凸

应行支具治疗。

3.Cobb角为40°~50°的脊柱侧凸

由于侧弯大于40°，进展的概率较大，如果患者发育未成熟，应建议其手术治疗。对于发育成熟的患者，如果侧弯发展并大于50°且随访发现侧弯有明显进

展的患者，也应手术治疗。

4.Cobb角大于50°的脊柱侧凸

采取手术治疗。

三、特发性脊柱侧凸的非手术治疗

非手术治疗包括理疗、体疗、表面电刺激、石膏及支具。但最主要和最可靠的方法是支具治疗。

（一）支具治疗的适应证

1.20°～40°的轻度脊柱侧凸

婴儿型和早期少儿型的特发性脊柱侧凸，偶尔40°～60°也可用支具，青少年型的脊柱侧凸大于40°时，不宜行支具治疗。

2.骨骼未成熟的患儿

宜用支具治疗。

3.长节段的弯曲

支具治疗效果佳，如8个节段40°侧凸支具治疗效果优于5个节段的40°。

4.40°以下柔韧性较好的腰段或胸腰段侧凸

波士顿支具效果最佳。

（二）方法及注意事项

1.支具治疗方法

支具治疗后应摄站立位脊柱全长正侧位，佩带支具摄片观察侧弯矫正率是否大于50％，如大于50％，说明支具治疗效果满意。支具治疗后，患者通常需要2～3周才能适应支具，应鼓励患者尽快增加佩带支具时间。每4～6周复查一次支具情况，以防止因患者身长增高而出现支具无效的情况。复查时，应去除支具摄站立位脊柱全长正侧位，根据X线片表现评价侧弯的进展情况。

（1）两个结构性弯曲到50°或单个弯曲大于45°时，不宜行支具治疗。

（2）合并胸前凸的脊柱侧凸，不宜行支具治疗，因支具能加重前凸畸形，使胸腔前后径进一步减少。

2.支具治疗方案

如果支具治疗有效，女孩应佩带至初潮后2~3年、里泽（Risser）征高于4级；男孩佩带至Risser征5级，然后可逐渐停止支具治疗，继续随访几年。

骨骼发育未成熟患者，支具治疗下侧弯仍然进展并超过40°，则需要手术治疗。如果侧弯超过40°但发育已接近成熟的患者，如一个初潮后一年、Risser征3级的女孩，最佳处理是先观察6个月以确定侧弯是否进展，如果侧弯超过50°，应行脊柱侧凸矫形及脊柱融合。

第二节　特发性脊柱侧凸手术治疗的基本要求

一、特发性脊柱侧凸手术治疗概述

随着脊柱三维矫形理论的提出与推广，以及各种新型内固定器械的出现，脊柱侧凸手术成功率大大提高。脊柱内固定系统的理想目标是提供坚强固定，并以最少的融合节段，达到最大的矫正效果，更重要的是能从三维结构上矫正畸形。但脊柱侧凸矫形手术的目的不是最大程度科布（Cobb）角的矫正，而是使脊柱获得最大可能的平衡，要使原来不平衡的脊柱建立新的平衡，同时不能破坏平衡和制造新的不平衡，从而最大限度地恢复脊柱正常的生物力学特性。在矫形后残留的畸形要和整体保持和谐。因此，AIS合理、个体化手术策略的制定需要解决以下几个问题。

（1）评估可矫正度。

（2）如何选择手术入路。

（3）临床分型和融合策略。

（4）内植物的选择。

（5）植骨融合的方法。

二、特发性脊柱侧凸手术矫形基本原理

（一）脊柱的三维结构

脊柱的三维结构包括冠状面、矢状面、轴状面。正常矢状面上有胸后凸30°（20°~40°），顶点T_7；腰前凸40°（30°~50°），顶点L_2~L_3间隙。其中，矢状面上重力线尤为重要，颈前凸使头部保持直立位，颈椎活动范围广，头部处于任何必须的部位。胸后凸使上肢处于靠前的功能位。腰前凸使躯干处于直立位。

（二）脊柱侧弯矫形的基本原则

首先，考虑矢状面矫形；其次，考虑冠状面矫形；最后，考虑三维矫形。

（三）矫形原理

1.矢状面

加压力量矫正后凸，产生前凸；撑开力量矫正前凸，产生后凸。因此，胸前凸的矫正需要撑开，胸后凸的矫正需要加压。

2.冠状面

撑开狭窄侧的间隙，加压宽侧的间隙，后路凹侧撑开，凸侧加压，矫正侧弯。

3.不同部位、不同类型的脊柱侧弯

胸段侧弯矫形要注意保持或产生胸后凸。腰段侧弯矫形要注意保持或产生腰前凸。

三、特发性脊柱侧凸可矫正度的评估

脊柱侧凸的可矫正度是影响手术方法和矫形疗效的重要因素，但提高侧凸的矫正率并非治疗的最终目的，在达到侧凸有限矫正的同时，保持躯干的力学平衡显得更为重要。特发性脊柱侧凸的可矫正度主要受限于脊柱侧凸类型、畸形程度和脊柱柔韧性，但同时还与矫正方法和手术医师对手术技术掌握的熟练程度有关。一般轻中度单弯患者，采用全节段椎弓根螺钉内固定进行三维矫正，其矫正率在70%~80%，甚至更高。而脊柱柔韧性较差的重度脊柱侧凸患者，即使采

用多棒分节段三维矫形或前后路分期矫形治疗或全脊椎截骨技术，矫正率也很难超过60 %。另外，年龄大、病程长的患者，其脊髓对牵拉刺激的耐受性差，神经损伤的风险增加，限制了畸形的矫正度。对于翻修手术的患者，既往的内固定和植骨融合使畸形更僵硬，脊柱及其周围组织的解剖结构紊乱不清，二次手术时矫正更困难，且神经、血管损伤概率增加。

术前的心肺功能状态也可影响脊柱侧凸的可矫正度。中重度脊柱侧凸均有不同程度的限制性通气功能下降，表现为呼吸效率和肺活量下降，心肺储备功能较差，对麻醉和手术创伤打击的耐受性明显降低，直接影响脊柱侧凸的矫正效果。术前针对性心肺功能锻炼，如跑步、爬楼梯、吹气球等，能提高心肺的储备能力，增加对手术创伤的耐受性，可直接降低并发症的发生率、间接提高脊柱畸形的矫正度。

各种内固定的应用及手术方法和神经损伤监测方法的改进是提高侧凸矫正度的有效方法。第三代三维矫形技术和椎弓根螺钉技术的应用，大大提高了脊柱畸形的矫正率和融合率。各种神经电生理监测手段的不断完善与临床应用，在减少手术并发症同时，也促进了侧凸矫正率的提高。目前强调唤醒实验、体感诱发电位（SEP）和运动诱发电位（MEP）联合应用可提高其对神经损伤的预警作用，增加畸形矫正度。

四、特发性脊柱侧凸手术入路

根据手术入路，脊柱侧凸的矫形手术分为前路矫形、后路矫形和前后路联合或分期矫形。

（一）后路脊柱矫形融合术

后路手术是最常用的脊柱侧凸矫形手术，现已成为脊柱侧凸矫形手术的金标准。理论上各种需要手术治疗的脊柱侧凸都可以通过后路三维节段性内固定进行矫形。传统的观念认为，对于胸段柔软的Cobb角小于90°的脊柱侧凸可行单纯后路矫形内固定，而对于大于90°的患者则根据畸形僵硬程度、肺功能等决定是否先行前路松解。后路多节段V形截骨术的广泛使用，可使得单次后路矫正率增加。近年来，随着胸椎椎弓根螺钉技术的广泛使用，通过后方达到三柱固定成为可能；而双棒去旋转、直接椎体旋转等当代后路矫形技术的开发应用，大幅提高了对顶椎区旋转畸形的矫正能力。有学者提出，对于Cobb角100°以内的胸椎侧凸，可通过单纯后路椎弓根螺钉矫形内固定达到较满意的矫形效果。对于脊柱矫形后仍残留明显剃刀背畸形的病例，可在后路同一切口内显露凸起的肋骨床，进行凸侧胸廓成形术。如凹侧胸廓向腹侧塌陷严重，可通过凹侧胸廓抬高成形术增大胸腔容积。后路手术具有容易暴露、有多种内植物可供选择等优点，但也存在融合节段长、椎体去旋转效果差及邻近节段退变等问题。

（二）前路脊柱矫形融合术

1.概述

理论上固定范围T_4~L_5的柔软性较好，Cobb角小于90°的脊柱侧凸都可以使用前路矫形，但考虑到胸段前路内固定的难度和较高的并发症概率，目前脊柱前路矫形手术主要用于侧屈位X线片显示腰椎能良好去旋转和水平化的腰椎侧凸与胸腰椎侧凸。

2.手术适应证

（1）青少年非僵硬型侧凸。

（2）中度的胸腰椎和腰椎的侧凸（Cobb角<90°）。

（3）主弯在侧屈位上被动矫正为50％以上，上方次发弯具有良好的代偿功能。

（4）具有柔韧的良好代偿能力的胸椎侧凸。

（5）在侧屈位片上可减少至20°甚至更少。

（6）矢状面上没有异常的后凸或前凸存在。

3.切口

手术切口可根据需要融合的部位进行选择，包括开胸（单开胸、双开胸）、胸腹联合切口和腹膜外斜切口等。邱勇等所研发的保护膈肌的小切口在减小创伤、保护膈肌、缩短手术时间的同时，获得了良好的矫正效果，是一种比较适合中国国情的手术入路选择。

4.胸腔镜辅助的前路矫形术

用胸壁锁孔替代长的手术切口，减少了对肩关节和呼吸功能的影响，瘢痕小，恢复快，但学习曲线较陡。

5.前路手术的优点

优点在于短节段融合，同时矫形力可直接作用于侧方移位和旋转的椎体，拥有力学优势。

6.前路手术的缺点

前路手术的缺点在于技术要求高、暴露困难（上下终椎区处理不彻底）、麻醉需要双腔管插管、单肺通气等。随着后路三柱固定系统的出现和三维矫正技术的应用，前路手术由于本身的局限性和对胸腹腔脏器的影响等，适应证逐渐减少。

（三）前后路联合手术或分期手术

前后路联合手术的适应证为僵硬的脊柱侧凸，尤其是90°以上，脊柱柔韧性小于20％，被动矫形差或残留角度大于40°的脊柱侧凸。可以先行前路脊柱松解，再以一期或二期后路三维技术矫正脊柱侧凸加植骨融合。对术前有神经系统症状的患者，为防止手术矫正过程中可能造成的神经系统症状加重，采用颅盆环牵引矫正。通过颅盆环牵引对脊柱施加缓慢矫正力，利用脊柱的蠕变特性，能有效提高侧凸的矫正率。另外，由于颅盆环牵引速度缓慢，提高了脊髓对牵拉的耐受性，即使治疗中出现神经损伤症状，也可通过及时调整外固定架，使症状得到缓解。对于年龄较大或凹侧早期融合的严重患者，可以一期行后路脊柱松解，同时完成置钉，然后卧床大重量牵引2～3周，二期再行后路矫形手术。这样的分期手术既可在较安全的情况下提高矫形的效果，又可避免开胸松解手术使得原本较差的肺功能进一步丧失。

Risser征小于0，仍具有较多生长潜能的患者为避免后路内固定后出现曲轴现象，可先行一期前路骨骺阻滞再行二期后路内固定术。部分患者可先行单纯后路内固定术，术后严密随访，如有曲轴现象的迹象，则再行前路骨骺阻滞术。对于胸腰椎后凸畸形明显，躯干塌陷，脊柱支撑作用已丧失的患者，在一期后路矫形术后行二期前路凹侧支撑融合术。

五、特发性脊椎侧凸植骨融合

手术分两个方面：矫形和植骨融合。要维持矫形，必须依靠牢固的植骨融合。

（一）前路融合术

常用于下列情况。

1.病例选择

（1）严重弹性差的脊柱侧凸：通过前路松解，以便更好地矫形。

（2）部分翻修病例的严重后凸畸形：已无法再通过后路矫形的患者可进行单纯支撑植骨。

（3）严重旋转畸形或不宜后路矫形者：严重椎板缺如，侧凸患者做前路矫形术。

（4）马尔杰塔科（Mardjetako）等推荐下列脊柱前路手术指征：年龄小于10岁；Y形软骨未闭；Risser征小于0。

2.手术方法

前侧入路，根据需要融合的部位可选择开胸、胸腹联合切口、腹膜外斜切口等。凸侧入路，显露椎体后，切除椎间盘及上、下椎体终板，取碎骨片做椎间植骨。

术中注意：必须结扎椎体节段血管，以防出血；椎间盘尽可能切除，并暴露上、下椎体松质骨，以便融合；椎间隙植骨不宜过深，以免向后移动，压迫脊髓，也不能太靠前、太松，以防碎骨片向前脱落，植骨块融合不好。

（二）后路融合术

脊柱后路融合方法很多，它们的基本要点是取髂骨做小关节内外的融合。戈尔茨坦（Goldstein）手术的主要特点是在横突周围做仔细解剖，除小关节外，还做横突间植骨。莫（Moe）手术是改良的侧方小关节内融合。这些手术方法虽然有所差异，但都是为了促进骨融合。因此，必须仔细清理骨组织上所有软组织碎屑，完全地去皮质，破坏小关节，并做大量的自体髂骨植骨。

第三节　特发性脊柱侧凸的矫形术

一、特发性脊柱侧凸后路矫形手术

哈灵顿（Harrington）从1947年开始试图寻找一种既能提供内在稳定又能起到矫形作用的方法治疗脊柱侧凸，并研制了Harrington系统，应用它治疗了大量继发于脊髓灰质炎脊柱侧凸患者。此后对设计进行了多次改进。1962年，他进一步证实随着手术技术的提高和内固定器械的改良，手术效果得到改善。Harrington系统最重要的进步在于它增加了脊柱融合率。1962年以后，最有意义的改良是改变了下撑开钩位置，将其从邻近关节突移到椎板下，这样减少了脱钩。在此后20年间，Harrington系统一直没有明显的变化。由于Harrington系统在脊柱侧凸矫形历史中的功绩突出，人们习惯上也将它称为"第一代脊柱内固定系统"。

虽然Harrington技术是侧凸手术治疗乃至脊柱外科史上的一大革命，但是它也存在一些不容忽视的问题，如内固定物的脱出、不能控制矢状面结构及术后需要佩带石膏和支具等。

1973年，卢克（Luque）采用椎板下钢丝增加Harrington棍的固定，即所称的"第二代脊柱内固定系统"。他通过将固定点分散到多个椎体，创造更加稳定的结构。手术后患者一般可以不用石膏外固定。后来，Luque发现并不需要金属钩来固定，因此他发明了"L"形的光滑的Luque棍系统，用椎板下钢丝在每个节段上固定L型棒，Luque系统最初用来治疗神经肌肉性脊柱侧凸，而后广泛地用于治疗特发性脊柱侧凸。

椎板下穿钢丝技术要求较高，而且容易发生一些神经系统的并发症，甚至有发生瘫痪的报道。这些问题的出现，客观上需要有一种既能节段性固定脊椎，又没有椎板下穿钢丝的危险性的新技术。在此历史背景下，德拉蒙德（Drummond）于1984年发明了威斯康星（Wisconsin）系统。这一系统联合使用

Harrington棍系统和Luque棍系统，通过棘突行节段钢丝固定。Wisconsin系统用钢丝固定至棘突，比椎板下穿钢丝容易得多，而且更安全，但是其稳定性和脊柱畸形的矫形远远不如椎板下穿钢丝的Luque技术，且这一系统的旋转控制差，术后仍需要外固定。

随着生物力学研究的深入，人们对脊柱侧凸也有了进一步的认识。脊柱侧凸是一种立体的三维畸形。然而，前两代矫形系统最多只能达到"二维矫形"。为此，法国科特雷（Cotrel）和杜布塞特（Dubousset）于1984年研制了可以放置多个位置、既能产生加压又能撑开的多钩固定系统，并且可以附加横向连接系统以增强其稳定性。这一设计既提供了节段性固定，又能达到"三维矫形"的目标。由于C–D系统不仅仅是器械的改进，而且在侧弯的矫形理论方面产生了一次"革命"，它的出现使侧弯的矫形进入了三维矫形的新时代，因此人们将它及衍生出的内固定系统称为"第三代脊柱内固定系统"。

二、特发性脊柱侧凸前路矫形手术

众所周知，具有明显旋转畸形的结构性侧凸，轴向畸形的75 %位于椎体中，仅25 %在椎间盘内。后路内固定系统仅能在椎间盘中去旋转，因此有时需要前路去旋转。所谓三维矫形的后路手术，并不能代替前路手术。

1969年，德怀尔（Dwyer）设计了前路矫正脊柱侧凸的手术装置。但此手术有缺点：无去旋转作用；矫正侧凸时容易造成腰后凸畸形；随着躯干的扭动，椎体间融合不牢固，容易形成假关节。

1970年，奇尔克（Zielke）改良了此手术，其优点是：矫正旋转畸形的同时矫正侧后凸，所以又称"腹侧去旋转脊柱融合术"；固定节段少、对畸形节段加压、无撑开的作用，因此神经性损伤的发生率低；等等。然而，此手术断棒的发生率较高。目前，由于新型前路矫形器械生物力学设计的改进，此并发症已很少。

三、特发性脊柱侧凸融合范围选择

融合区的选择非常重要，太短将导致弯曲弧度变长，植骨变弯，太长会使脊柱活动不必要地受限。

既往认为，应当融合结构性脊柱侧凸，并避免融合代偿性脊柱侧凸；若有椎体旋转畸形时，从上方中立位椎体融合到下方中立位椎体。然而此原则不能应用在下腰椎侧凸中，若L_4、L_5椎体旋转时，融合不必延至骶椎，仅低于端椎一个椎体即可，因为到骶椎时，旋转已不重要。此外，在双胸弯中，撑开和融合$T_5 \sim T_{12}$的右胸弯可加重$T_1 \sim T_5$的左胸弯。因此，若术前站立位X相表明左胸弯的T_1椎体向右胸弯的凸侧倾斜或左第一肋高于右第一肋时，上胸弯应包括在融合区中。近年来，随着对脊柱侧凸认识的加深，学者更加强调腰椎活动度及生活质量，因而在选择融合范围上，提倡选择性融合。

四、特发性脊柱侧凸前路矫形固定融合范围选择

根据站立位相和Bending相决定融合范围。

（一）站立位相

若侧凸顶椎为椎体，融合顶椎上、下各一个椎体；若侧凸Cobb角大于50°，则融合上、下各两个椎体；若侧凸顶椎为椎间盘，融合上、下各两个椎体。

（二）Bending相

弯向凸侧时，端椎处第一个张开的椎间盘不需要融合，以便使上、下节段对过度矫正进行代偿；弯向凹侧时，远端椎体应当与骶椎平行，当二者不一致时，选择最长节段进行固定融合。

五、特发性脊柱侧凸后路固定融合范围选择

脊柱融合后，脊柱的平衡由未融合的能活动的节段来保持，并非由融合处来保持。根据上述原则来评估动态的或弯曲的X相，从而决定脊柱融合的范围。脊柱侧凸总体融合原则如下：矢状面上所有异常的节段；一般而言，所有的结构性弯曲都应融合，有许多病例一个弯度中仅部分是结构性的，这仅能由动态X相来决定；端椎应该在各个方向都能活动，最重要的是远端，也就是说远端椎间隙在弯曲相中应能活动，远端椎终板在弯曲相中是平行的，弯曲相的轴状面应达到中立位。

研究表明，初潮前、Risser征0～1级的女孩，以及Risser征2～3级的男孩，脊

柱仍在生长，因而其侧凸进展的危险性较高。这种患者侧凸大于40°应该行脊柱融合。年龄小的患者仍保留部分生长能力，如果单纯行后路脊柱融合，那么前方椎体的生长会导致畸形，这种畸形叫作"曲轴现象"，其本质是椎体旋转，通常不伴有Cobb角的明显增加，但是由于产生肋骨隆起使畸形明显。以下两种情况发生曲轴现象的可能性较大。

（1）初潮前女孩。

（2）伴有Y形软骨未闭的Risser征0级的女孩或男孩。

上述患者必须阻滞其前方椎体生长，一般需要用前方椎体融合的方法来达到这一目的。

骨骼发育成熟的患者一般不能确定其侧凸是否进展。因而需要观察到侧凸超过50°为止。成人如果胸凸大于50°，由于进展危险性高，必须行脊柱融合，在手术选择上，胸凸通常采用后路脊柱融合，胸腰凸及腰凸采用前路脊柱融合。1962年以来，多数学者在脊柱融合的同时，通常行内固定。目前内固定的种类很多，但最终目的都是改善畸形，较强地矫正畸形和获得满意的稳定性。

为了保障手术的安全性，在手术时通常采用脊髓监护，监测SEP和MEP。并且常规行唤醒试验或霍彭斯特德（Hoppenstead）踝阵挛试验，以防止矫形引起神经系统损伤。

脊柱融合的成功取决于以下三个因素：脊柱侧凸矫形的维持、躯干平衡、有无后背疼痛。胸椎侧凸植骨融合术后很少发生腰背痛，而腰椎植骨融合术后腰背痛相对常见。融合术后的腰背痛的病因不详，但是研究发现，下列几种情况与此有关。

（1）如果术后在冠状面或矢状面发生躯干失代偿，那么患者术后常见腰痛，因此在融合时必须力求在骶骨中心线上达到平衡，以免发生冠状面或矢状面上的失代偿。

（2）术后腰痛与腰椎生理前凸消失有关，因此我们一定要恢复脊柱的矢状面的生理弧度。

（3）术后腰痛与下融合椎的范围有关，如果融合水平超过L_3，则腰痛的发生率增高，所以应尽可能采用选择性融合。

节段性固定提供撑开、牵拉、去旋转的力量恢复腰椎前凸。节段性固定系统，第三代新型内固定系统可以提供多点固定，达到最佳的矫形效果。笔者将植入物置于胸腰椎连接处，通过加压产生前凸，实际运用中，主要以腰椎凸侧加压以增大腰前凸。

第四节　特发性胸椎侧凸前路矫正术

一、特发性侧凸前路矫正术概述及传统前路矫形手术

（一）特发性侧凸前路矫正术概述

胸椎脊柱侧凸前路矫形的主要优点是较好地改善矢状面形态。贝塔（Beta）对哈姆斯（Harms）前路内固定治疗的78例患者与钩棒节段内固定系统治疗的100例患者进行比较：前路对主胸弯的平均矫正率为58%，后路为59%；术前后凸不足的患者后路手术后60%未得到矫正，而前路术后81%的患者恢复了生理后凸。对胸椎侧凸的前路选择性融合，腰弯自发性代偿矫正明显优于后路手术，部分患者甚至术后两年仍可继续矫正。由于主胸弯的矫正，近端的胸弯亦可发生自发性的矫正，前路明显好于后路，近端胸弯的柔韧性同术后的自发性矫正率呈正相关。对青少年特发性脊柱侧凸主胸弯进行选择性前路融合固定，不仅主胸弯得到了满意的矫正，保留了更多的腰椎运动节段，而且主胸弯的上下代偿弯亦发生了自发性的矫正（45.1%和50.2%）。因而，前路手术治疗青少年特发性脊柱侧凸受到许多学者的青睐。

（二）特发性脊柱侧凸传统开放前路矫形手术

1.适应证

非后凸型特发性胸椎脊柱侧凸：主要指伦克（Lenke）Ⅰ型的患者，且腰弯有足够冠状面代偿能力，前路矫正有保留脊柱远侧节段活动、避免胸腰段后凸畸形及曲轴现象的优点。

2.内固定节段的选择

对于主胸弯，侧凸必须从上末端椎固定到下末端椎，甚至在侧凸的下段由于椎间盘有较大柔软性而在术中显示了良好的自然矫正时也如此，否则会在术后短期内出现失代偿。

二、特发性脊柱侧凸传统前路手术技术与并发症

（一）特发性脊柱侧凸传统开放前路矫形术

患者取侧卧位，凸侧在上。切口起于肩胛骨的上端背侧，向下行经肩胛骨内缘，然后绕肩胛骨下角向前下方。顺切口切开背阔肌，将背阔肌下部与皮肤一并牵开，将前锯肌后缘从胸廓上钝性分离；只游离该肌之下部以避免损伤胸长神经。在上末端椎相应处，经第4、第5肋或经第5、第6肋间隙开胸。一般情况下，上位开胸切口允许切除上末端椎远侧的4个椎间盘，并对其4个椎体进行器械固定。在切除椎间盘时，重要的是切除椎间盘全部，向后直到后纵韧带。第二个开胸切口应在第8和第9肋骨之间，由此能够方便地到达L_1。每一节段的椎体螺钉要安放在距椎体后缘相等距离的位置，尽量偏后，以便更好矫正椎体的旋转。按顶椎过度矫正和累及节段的前凸预弯棒，通常被弯成大约20°。置棒前进行椎间隙植骨。从顶椎开始，在凸侧向心性加压，即可对侧凸进行矫正。达到矫正后，固定各螺丝钉上的固锁螺钉。

（二）胸腔镜下胸椎侧凸前路矫形术及胸腔镜辅助下小切口胸椎侧凸前路矫形术

详见脊柱侧凸微创技术有关内容。

（三）特发性脊柱侧凸传统开放前路矫形术并发症

1.血管损伤

由于手术在脊柱区内进行，脊柱前方有大血管，如操作不慎，会造成血管损伤、大出血。

2.胸导管损伤

如经左侧开胸，有时会损伤胸导管，但术中不易发现，常在胸腔引流瓶中见

有乳糜液才被证实，一般可在术后1～3周自行愈合。

3.脊髓损伤

螺钉的方向极为重要，如螺钉及尖端均在横突的前方，就不会进入椎管，若螺钉的方向偏斜，穿过部分椎管，可引起截瘫。

4.断钉、断棒及矫正度丢失

术中可能由于植骨融合不佳，有假关节形成而造成矫正度的丢失。椎体间植骨必须有良好的植骨床，并填入大量的碎骨条，才能获得牢固的骨性融合。

5.失代偿

术中常由于固定节段太短而发生腰段弯曲的失代偿，可行二期后路手术延长原融合固定节段。

第五节　脊柱侧凸胸腔镜下前方松解手术

一、脊柱侧凸胸腔镜手术器械

（一）概述

胸腔镜手术的器械与传统开放性手术的器械明显不同，由于侧胸壁至脊柱的操作距离为14～30 cm，胸腔镜手术的器械较开放性手术的器械明显加长。通常胸腔镜手术的器械都标有刻度，有些器械末端带有角度，以便于视野暴露和手术操作。

（二）内镜

胸腔镜手术一般采用直径较大的硬性内镜（1 cm左右），以保证成像的清晰和视野的开阔。而直径较小或柔软的内镜成像效果较差，视野相对狭窄。因此，胸腔镜手术一般不予采用。

（三）锁孔装置

胸腔镜手术的操作是通过胸壁上的数个操作锁孔来进行的。锁孔装置包括套筒和套针两部分。套筒有硬性套筒和软性套筒两种，软性套筒可减轻对肋间血管和神经的压迫。套筒的直径有7 mm、15 mm和20 mm等几种。

（四）软组织分离器械

机械包括各式组织钳、组织剪、牵开器、剥离器等。牵开器可以将肺组织牵开，以便于脊柱的暴露；剥离器可将壁层胸膜从脊柱和肋骨表面分开，有助于节段性血管的分离和结扎。

二、脊柱侧凸胸腔镜下前方施术锁孔选择

（一）止血器械

止血器械包括各式血管钳、单极电凝、双极电凝、血管夹、吸引器、骨蜡，以及明胶海绵等。

（二）脊柱操作器械

脊柱操作器械包括整套刮匙、骨膜剥离器、咬骨钳、肋骨剪、持棒器、推棒器、螺丝起子、三叉型导向器、撑开钳、压缩钳、植骨器、特制克氏针、棒测量器等。

三、脊柱侧凸胸腔镜下前方施术手术适应证和禁忌证

（一）适应证

适应证包括Cobb大于90°、Bending位X线片侧凸矫正率小于50 %的僵硬性脊柱侧凸，以及大于70°的后凸畸形。先进行前方松解手术可增加脊柱的柔软性，从而使后路矫形手术获得更好的疗效。对于Cobb角大于50°、发育未成熟的儿童，在行后路矫形手术之前，可先行胸腔镜前路骨骺阻滞术，这样可以防止"曲轴效应"的发生。另外，对于一些胶原代谢性疾病、神经纤维瘤病所致脊柱侧凸，以及先天性半椎体畸形、严重的剃刀背畸形等患者均适合做胸腔镜下前方

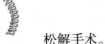

松解手术。

（二）禁忌证

禁忌证包括术前存在严重的呼吸功能障碍、肺气肿、高气道压力等，以致不能耐受单侧肺通气的患者。对于有肺炎、结核和开胸手术病史的患者，可能存在较广泛的胸膜粘连，由于胸腔镜下去除胸膜粘连非常耗时，且容易出血造成视野模糊，术后并发气胸和感染的概率也大大增加，因此此类患者不宜行胸腔镜下前方松解手术。低体重儿童胸腔容积小、肋间隙狭窄、单肺通气困难、"操作距离"短，因此体重低于20 kg可为胸腔镜手术的相对禁忌证。

胸腔镜下前方松解手术的锁孔选择与定位非常关键，正确设计锁孔的位置不仅可以减轻对肋间神经血管的压迫和损伤，防止术后胸壁皮肤麻木和肋间神经痛的发生，而且可以更加方便和彻底地切除椎间盘和上下终板，达到更好的融合效果。胸腔镜下前方松解手术的锁孔选择必须遵循一些基本的原则：锁孔之间必须隔开一定的距离，以避免手术者的双手及其与内镜之间的距离靠得太近，从而使手术者获得充分的操作空间；用于牵开、吸引等操作的锁孔应位于腋中线的稍前方，一般在腋中线和腋前线之间，这样可以使手术者的手臂处于一个相对自然、舒适的位置；插入胸腔镜的锁孔位置最好位于腋中线的稍后方，一般在腋中线和腋后线之间，这样可以保证内镜的位置位于手术者的操作范围之外。

暴露上胸椎的锁孔选择：在腋窝的下缘做锁孔可以到达$T_1 \sim T_5$椎体；由于腋窝内存在臂丛神经和血管，应避免在腋窝内做锁孔；第1、第2肋间由于锁骨下动静脉的存在，也不宜做锁孔；操作锁孔通常做在第3、4肋间隙，而插入胸腔镜的锁孔位置应位于第4、5肋间隙、背阔肌的前缘。

暴露中胸椎的锁孔选择：$T_5 \sim T_{10}$胸椎位于胸腔的中段，因此较容易暴露而无须牵开膈肌；中胸椎的操作一般3～4个锁孔便可完成；如采用0°角的内镜，则锁孔的位置可设计成T型，如采用30°角的内镜，则锁孔的位置可设计成L型；对于脊柱侧凸前方松解手术而言，锁孔的位置设计成L型更加合适。

暴露下胸椎的锁孔选择：$T_9 \sim L_1$椎体离膈肌很近，因此在暴露时需将膈肌向尾侧牵开；可适当升高手术台的头侧，利用重力作用使膈肌、肝、脾等腹腔内容物的位置下降；T_{12}、L_1椎体的暴露较为困难，可适当切开膈肌脚并尽量压低膈肌暴露其椎体，一般无须在腹膜后间隙另做锁孔；暴露下胸椎时，锁孔的位置设计成T型或L型均合适。

四、胸腔镜下手术操作

行脊柱侧凸胸腔镜下前方松解手术时，患者的体位为侧卧位，凸侧椎体朝上。由于大多数特发性脊柱侧凸患者的胸椎凸向右侧，一般患者取左侧卧位。将患者手臂置于高过肩膀处，以利于操作。用笔标记出肩胛骨边缘、第12肋，以及髂嵴等体表标志。C-臂机正侧位透视，定出行松解的最上端和最下端的脊椎在侧胸壁的体表投影。在腋中线或腋后线上第6肋或第7肋间隙做第一个直径2 cm的锁孔，插入胸腔镜镜头。由于卧位时，膈肌常升至第8或第9肋水平高度，所以第一个锁孔不宜过低，以免损伤膈肌。在做锁孔时应尽量靠近肋骨上缘，以免损伤肋间神经血管束。在插入镜头前，可用手指探入锁孔内，仔细分离，探查是否有胸膜粘连的存在。当镜头插入胸腔后，即可见萎缩的肺，根据需要松解的节段个数，在腋中线附近做3～4个操作锁孔。手术器械可在锁孔之间相互替换操作。稍稍推开萎陷的肺，暴露出脊柱和肋骨，用电刀切开椎体前方的壁层胸膜，在视野中可辨别出凸起的椎间盘、凹陷的椎体及覆盖于椎体中部的节段性血管。钝性分离壁层胸膜，节段性血管电凝后切断。以电刀切开纤维环，使用髓核钳、刮匙等去除椎间盘组织及上下终板。在切除椎间盘后，取自体肋骨植入椎间隙。植骨完成后，再次查看有无出血存在。无须缝合椎体前方的壁层胸膜，通过最下方的锁孔放置胸腔引流管。术后引流量少于50 mL/8 h时可拔除胸腔引流管。

清楚的视野暴露对胸腔镜手术至关重要，这就要求手术者必须对胸腔内的结构非常熟悉，并经过系统的训练以达到手眼合一。肋骨头是非常有用的参考标志，参考其位置可更加完全地切除椎间盘和上下终板，并且可防止损伤大血管和避免进入椎间隙损伤神经根。也可采用俯卧位行胸腔镜手术，与传统的侧卧位相比，俯卧位具有以下优点。

（1）有利于后凸畸形的矫正。

（2）由于肺和大血管受到重力的牵引，无须插双腔管行单肺通气。

（3）接着行后路手术时无须再次摆体位和铺单，从而节省时间。

（4）手术时间和出血量与侧位手术相当。

五、脊柱侧凸胸腔镜下手术并发症

脊柱侧凸胸腔镜下前方松解手术虽然是一种微创手术，但仍可能出现并发症。

（一）出血

术中碰到出血时，手术者应保持镇静，毕竟术者所视图像已被胸腔镜放大了15倍。可先用吸引器将出血吸干净，然后用电刀止血或用小块明胶海绵压迫止血，也可适当应用一些止血药物。胸腔镜手术必须常规配备开胸手术的器械，以防紧急情况发生时，可立即开胸止血或改行开胸手术。

（二）肺损伤

虽然手术侧的肺处于萎陷状态并被牵开，但仍然容易遭受损伤。这就要求手术者必须仔细分离胸膜粘连，并且确保每一个操作步骤均在胸腔镜直视下完成。

（三）硬脊膜撕裂

当看到椎体间流出比较清亮的液体时，就必须考虑有硬脊膜撕裂的可能。少量的脑脊液漏可以用生物蛋白胶或明胶海绵止住。如脑脊液漏较严重，则请神经外科医师会诊，决定进一步治疗方案。

（四）淋巴管损伤

在术野中出现牛奶样或云雾状的液体提示淋巴管损伤，可能是胸导管或是一个淋巴管的分支受损。使用内镜下的夹子或小的外科不锈钢夹或内镜下电凝装置可以使淋巴管损伤得到关闭。

（五）脊髓损伤

如术中SEP监护出现异常，表现为波幅的下降或潜伏期的延长，则表明有脊髓损伤的可能性。这时手术者应立即停止手术操作，并改变患者体位，同时应用大剂量激素以保护脊髓。

（六）交感神经链的损伤

如果手术后患者诉双下肢的皮肤温度不一样，则考虑交感神经链损伤的可能。交感神经链损伤一般不会产生严重的后果，其产生的双下肢皮温和肤色的差异只是暂时现象，经过一段时间后便可恢复。

六、脊柱侧凸胸腔镜下手术疗效评估

与传统开胸手术相比，胸腔镜手术用胸壁锁孔代替长的手术切口，具有无须切断背阔肌、前锯肌和肋间肌，对肩关节的活动和呼吸功能影响小，术后并发症少、恢复快、不留瘢痕等优点。在切除中间区域的椎间盘时，开胸手术相对容易一些。但对于上下两端椎间盘的暴露，开胸手术较为困难。当切除上下两端椎间盘时，其操作器械不能平行于椎间隙，因此可能有上下两端椎间盘切除不彻底的情况。而在胸腔镜下只需要在上端或下端增加一个入口或采用大角度镜头，便可很容易地进行暴露操作。

第六节　特发性胸椎侧凸胸腔镜下矫形术

一、特发性胸椎侧凸胸腔镜下矫形术适应证和禁忌证

（一）适应证

该矫形术适用于年龄较轻、Cobb角较小、侧凸较柔软、脊柱矢状面形态正常或有轻度前凸的特发性胸椎侧凸患者，对于Lenke I 型脊柱侧凸者尤其适合。对于Lenke II 型脊柱侧凸者，可采用选择性融合技术，即上胸弯较柔软时可仅融合下胸弯。

（二）禁忌证

肺功能不全，不能耐受单肺通气者；侧凸Cobb角超过70° 者；胸椎凸侧与

胸壁距离过短者；年龄小于5岁，不能进行双腔支气管插管者；存在手术史或感染而导致胸腔粘连者。

二、特发性胸椎侧凸胸腔镜下矫形术锁孔选择

特发性胸椎侧凸胸腔镜下矫形术的锁孔设计原则与脊柱侧凸胸腔镜下前方松解手术基本相同。术前用记号笔标记出肩胛骨边缘、第12肋，以及髂嵴等体表标志。C–臂机正侧位透视，定出行内固定的最上端和最下端的脊椎在侧胸壁的体表投影。最上端锁孔位置应位于需要固定的最上端椎体的中部水平，最下端锁孔位置应位于需要切除的最下端椎间盘水平，这样可以使上、下端脊椎的螺钉置入变得更加容易。特发性胸椎侧凸胸腔镜下矫形术的固定节段一般为$T_5 \sim L_1$，如膈肌位置较低，可固定到L_2，一般在腋中线和腋后线上做4～5个锁孔便可完成手术。由于卧位时膈肌常升至第8或第9肋水平，因此第一个锁孔位置不宜过低，一般在腋中线和腋后线上第6或第7肋间隙做第一个直径2 cm的锁孔，以免损伤膈肌。在做锁孔时应尽量靠近肋骨上缘，以免损伤肋间神经血管束。

三、特发性胸椎侧凸胸腔镜下矫形术手术操作

特发性胸椎侧凸胸腔镜下矫形术的初始步骤与胸腔镜下前方松解手术基本相同。全身麻醉，双腔管气管内插管，选择性单肺通气，手术侧肺叶压缩塌陷。手术体位为凸侧在上的全侧卧位，上肢尽量向头屈曲，以避免肩胛骨影响上胸椎的镜下操作，肾区位于手术床腰桥部位，术中可适当升高腰桥，便于下胸椎的操作。当镜下松解手术完成后，便可在C–臂机引导下置入Eclipse中空螺钉。螺钉置入的位置一般位于肋骨小头的前方，椎体的中央。透过操作孔置入相应长度的短棒，从下向上依次抱紧压缩Eclipse螺钉，矫形固定。无须缝合椎体前方的壁层胸膜，再次查看有无出血存在，通过最下方的锁孔放置胸腔引流管。术后引流量少于50 mL/8 h时可拔除胸腔引流管。出院时石膏外制动，为期3个月。

螺钉的置入位置必须位于椎体的中央并且与终板平行。螺钉位置的偏斜可产生两种情况：一种是置棒困难，当棒强行置入螺钉后，位置偏斜的螺钉处便可产生很大的应力，很容易导致脊椎骨折；另一种是棒的置入变得更加容易，但产生的矫正力减弱，从而达不到预期的矫形效果。节段性血管的结扎对青少年并不构成脊髓损害的威胁，但对于胸腔镜矫形手术，节段性血管不宜过早切断，切除椎

间盘时并不一定要切断节段性血管。这样可减少出血，使术野更加清晰，而且在钻入椎体钉时，位于椎体中央的节段性血管还可作为进钉的参考位置。在手术过程中，T_5和T_{12}的椎体钉最难钻入。T_5椎体较小，侧壁前倾，导引器易向前打滑，容易损伤前方的奇静脉或半奇静脉。T_{12}椎体部分被膈肌阻挡，进钉困难且容易损伤膈肌。因此，钻入这两个椎体钉时需要反复透视、小心操作。

四、精确置入椎体螺钉的解剖标记

前路胸椎椎体螺钉置入的要求。

（1）螺钉平行于椎体上下终板。

（2）双皮质固定以获得最大的抗拔出力。

（3）螺钉突出椎体对侧不可过长以免伤及周围组织，尤其是位于左侧的胸主动脉。

（4）不能侵入椎管造成脊髓损伤。

在胸腔镜下置入椎体螺钉时，肋骨头常被选为参考解剖标志。邱勇等在CT上进行了相关的解剖学测量，量化了在胸椎中置钉的安全区间：在上胸椎（$T_4 \sim T_6$）选择25 mm长的螺钉，螺钉紧贴肋骨头置入，参考两侧肋骨头连线，螺钉最大前倾角由28° 逐渐减小至9° ；在脊柱侧凸顶椎区（$T_7 \sim T_9$）选用30 mm长的螺钉，螺钉紧贴肋骨头置入，螺钉最大前倾角由12° 逐渐增加至22° ；在远端胸椎（$T_{10} \sim T_{12}$）选用35 mm长的螺钉，螺钉仍然紧贴肋骨头置入，螺钉前倾角控制在20° 以内均安全。

另外，滋养动脉孔也可作为置钉的参考解剖标记。与肋骨头相比，椎体侧后方滋养动脉孔由于有血管进入，术中也较容易观察，但其解剖位置更为偏后。当以滋养动脉孔为进钉标志时，进钉点应位于其前方1 cm左右，在下胸椎尤其是$T_{10} \sim T_{12}$节段，由于双侧滋养动脉孔连线可能穿过椎管，进钉点要进一步前移3～5 mm，同时进钉方向可略向背侧偏移5° ～10° 。

胸椎脊柱侧凸以右侧凸最为常见，在该类型患者中，由于椎体的旋转和矢状面形态的异常，主动脉偏向椎体的后方，并更贴近椎体，这种改变在顶椎区尤为明显。主动脉的后内侧偏移直接导致右侧置入椎体螺钉的安全空间减小。在腔镜下矫形时，经右侧胸腔进行椎体置钉行双皮质固定时易损伤对侧的胸主动脉，或螺钉侵犯椎管成为潜在并发症。邱勇等在CT上进行解剖学测量，选择肋骨头作为置钉参考点，提出在胸椎右侧凸患者的手术中可采用下面的置钉方案以提高置钉安全性：在上胸椎（$T_4 \sim T_6$）选择25 mm长的螺钉，螺钉紧贴肋骨头置入，参考两侧肋骨头连线，螺钉最大前倾角由29°逐渐减小至5°，因此螺钉腹侧偏移角度分别小于20°、小于10°、小于5°；在脊柱侧凸顶椎区（$T_7 \sim T_9$）选用30 mm长的螺钉，螺钉紧贴肋骨头置入，螺钉最大前倾角由5°逐渐增加至12°，建议垂直于椎体矢状面进钉；在远端胸椎（$T_{10} \sim T_{12}$）选用35 mm长的螺钉，螺钉在肋骨头前方3~5 cm置入，螺钉最大前倾角由18°逐渐增加至35°。

五、特发性胸椎侧凸胸腔镜下矫形术并发症

特发性胸椎侧凸胸腔镜下矫形术除具有与胸腔镜下前方松解手术相似的并发症以外，还具有一些特殊的并发症。特发性胸椎侧凸胸腔镜下矫形手术由于内固定物的植入，缝合椎体前方的壁层胸膜较为困难，术后的胸腔引流量较胸腔镜下前方松解手术多，且患者更容易出现呼吸系统并发症。另外，特发性胸椎侧凸胸腔镜下矫形术还会出现一些内固定方面的并发症，如螺钉的拔出、内固定物的松动等。远期并发症主要包括脊椎不融合、假关节形成，以及矫正丢失等。因此，手术者在进行特发性胸椎侧凸胸腔镜下矫形术时必须严格掌握手术适应证，熟练掌握手术技巧，规范操作，这样才能最大限度地防止并发症的发生。

第七节　先天性脊柱后凸畸形

一、先天性脊柱后凸畸形概述、分型及治疗原则

（一）先天性脊柱后凸畸形概述

先天性脊柱后凸畸形是指发生于脊柱任何部位的病理性后凸畸形，由脊椎先天异常所致。1844年，冯·罗基坦斯基（Von Rokitansky）首次发表文章描述脊柱后凸尸解情况。1932年，范·施里克（Van Schrick）进一步将先天性脊柱

后凸畸形分成两型，即椎体分节不良及形成缺陷，使对本症的研究跨上了新台阶。1965年，霍奇森（Hodgson）首次报道了前路手术治疗一例先天性脊柱后凸畸形，为本症治疗做出突出贡献。1973年，温特（Winter）、莫（Moe）及王（Wang）首次全面回顾了130例患者，所提出的部分原则，至今仍有应用价值。先天性脊柱后凸畸形自然发展过程险恶，易导致截瘫，支具治疗效果不佳，常行前后路脊柱融合术，治疗过程中应注重预防脊髓压迫。

（二）先天性脊柱后凸畸形分型

先天性后凸畸形包括两种主要类型。

1. I 型

椎体形成缺陷，多见于胸椎及胸腰椎结合部，极少发生于颈椎。I 型发病率高，潜在危险性大，易形成角状后凸并致截瘫。畸形进展速度及严重程度与前方椎体缺陷直接相关，椎体缺陷愈多，进展愈快，畸形愈严重。

2. II 型

椎体分节不良，多见于胸腰椎结合部，其次为胸椎及腰椎。II 型患者发展过程相对较好，其进展程度与分节不良的长度（涉及脊椎节段）及生长不平衡（后侧及前侧生长关系）相关。

（三）先天性脊柱后凸畸形治疗原则

（1）对早期发现症状较轻者，以非手术疗法为主，多采用支具疗法，并随症状变化及年龄增加而择期更换与校正。

（2）已出现脊髓受压症状者，应立即卧床休息，严禁下床，并视病情转归做施术前准备。

（3）脊髓受压症状明确者，应及早手术。

二、先天性脊柱后凸畸形手术疗法

（一）概述

绝大多数先天性后凸畸形非手术治疗无效。有效的手术方案有两种，即单纯后路融合术及前后路联合融合术。

（二）后路融合术

1.适应证

（1）早期（5岁以下）：此时发现的Ⅰ型畸形，仰卧侧位片畸形小于50°。

（2）5岁以下Ⅱ型：此种畸形无须矫形，手术目的仅为阻止畸形角度发展。

2.手术方式

对于早期发现的Ⅰ型畸形，后路融合并不能矫正畸形，因为在发育阶段，前方尚存的生长板将持续生长，可自动缓解后凸畸形。术中融合病椎及上下方各一正常椎。术后采用矫形石Risser（抗重力型）固定。卧床4个月后打石膏行走，6个月时应已坚强融合。对于第二种情况（Ⅱ型），前路融合已存在，仅需要后路融合以防止畸形进展。

（三）前后路联合融合术

前后路联合融合术主要用于治疗Ⅰ型椎体形成缺陷畸形及Ⅱ型（分节不良）畸形，现分述如下。

1.Ⅰ型椎体形成缺陷畸形

前后路联合融合术是治疗先天性后凸畸形的主要方法。畸形前方存在骨性成分缺失（先天所致前柱缺陷）和软组织挛缩（特别是前纵韧带），手术目的是切除挛缩的韧带、纤维组织及遗留的软骨，并植入自体骨重建前柱。由于原有骨性缺损，无须椎体截骨，除非存在脊髓压迫。

前路手术采用常规经胸或胸腹联合入路。结扎后凸节段血管，暴露脊柱对侧，完全切除挛缩的韧带及纤维环，除后侧纤维环外所有椎间盘均切除。除截瘫患者需要减压外，均不进入椎管。经前路松解后，脊柱柔韧性增强。此时麻醉师牵引头部，助手推挤顶椎可获良好矫形并嵌入支撑植骨块。虽然肋骨也具有一定强度，但多采用自体腓骨。将其余自体骨放置于椎间隙及支撑骨块周围，逐层关闭切口。

如后凸畸形严重，松解软组织后用矫形装置进行矫形，如圣卡萨（Santa Casa）撑开器及斯洛特（Slot）撑开器等。矫形装置使病理性后凸获缓慢而稳定的撑开力，术中可行脊髓监护及唤醒试验。如已获最佳矫形，在撑开器后侧放置腓骨支撑植骨，取出撑开器并放置第二支撑腓骨，在前方支撑骨块及后凸畸形所形成三角内填塞肋骨及髂骨条。前路放置内固定效果不理想，内固定宜放在后侧。

后路融合时必须包括畸形全长及上下方各一正常脊椎，较前路融合稍长，并采用自体植骨。内固定作为植骨融合的辅助手段，对单纯后凸畸形的主要作用力是后方压缩及"三点"矫正畸形，无须撑开。如后凸合并侧凸，在侧凸凸侧放置加压装置后，可在凹侧进行撑开。所有行前后路融合而无内固定者，均需佩戴里泽（Risser）过伸石膏（包括颈部），以维持背伸位及防止轴向短缩。单纯支具固定不牢，除非24小时佩戴密尔-沃基（Mil-Waukee）支具并绝对卧床。如患者采用儿童型后路内固定器，亦需要24小时石膏或支具固定。青年或成人采用CD或其他相同器械则无须外固定。

2.Ⅱ型（分节不良）畸形

患者在未分节区行前路截骨术。畸形进展患者未分节处前方骨桥仅占椎间隙前1/2或2/3，而非整个椎间隙。因此，术者可切断骨桥直至后方残留间椎盘组织。此时脊柱柔韧性增加，可使用撑开器矫形（分节不良常不涉及后结构）。将骨条填塞于椎间隙后逐层关闭切口。后路手术可应用内固定器械的加压及三点作用原理矫正畸形，如患者年幼不适用内固定，可用Risser过伸石膏矫正畸形。

四、脊髓受压者手术治疗

脊髓压迫分为轻、重两度。轻者出现反射亢进及阵挛，而无下肢无力及二便障碍。任何症状、体征加重者均为重度。

对于轻度脊髓压迫，不需要减压，经前路松解、矫形，前后路融合，椎体恢复序列后可以解除脊髓压迫。对于重度脊髓压迫，行前路脊髓减压及前后路融合术。前路减压应充分，上下方长度及两侧宽度要足够，避免椎体截骨边缘压迫脊髓。充分的减压及融合必须经正规开胸或胸腰部入路。虽然可经肋骨横突切除行脊髓减压，但支撑植骨困难，容易失败。椎板切除术治疗本症可致脊髓压迫，是绝对禁忌。

第四章　手术室工作的操作流程

合理、准确、及时安排并实施手术，直接影响到手术室工作质量、工作效率和手术患者的安全。手术室、麻醉科、手术科室必须共同努力，加强相互之间的有效沟通和协调，确保各个医疗环节正常进行，以达到提高医疗护理质量和工作效率的目的。本章将对手术的各个步骤逐一进行说明，帮助大家学习和掌握。

第一节　安排手术与人员

手术室护士长应合理安排择期手术与急诊手术，并保证手术室护士的配置满足手术需要。同时手术室护士每日应对次日施行手术的患者进行术前访视。

一、手术预约

（一）择期手术预约

1.手术预约

所有择期手术由手术科室医生提前向手术室预约，一般在手术前一天上午，按规定时间通过电脑预约程序完成。择期手术预约的具体内容包括手术患者姓名、病区、床号、住院号、性别、年龄、术前诊断、拟定手术名称、手术切口类型、手术者（包括主刀、第一助手、第二助手、第三助手、第四助手）、参观人员、麻醉方式、手术特殊体位和用品等。

2.手术房间安排

手术室护士长根据不同类型的手术，安排不同级别的手术间。安排原则为无菌手术与污染手术分室进行；若无条件时，应先进行无菌手术，后进行污染手术。安排手术时应注意以下事项。

（1）护士长应在手术日前一天的规定时间内完成次日择期手术安排，并电脑确认提交后向全院公布信息，相关手术科室医生可由医院内网查询。

（2）临时增加或更改择期手术顺序，手术科室医生需要在与手术室护士长和麻醉医师协商后，决定手术时间，并及时更换手术通知单。

（3）手术因故取消，手术科室医生应填写通知单，及时与手术室护士长和麻醉医师沟通。

（二）急诊手术安排

急诊手术由急诊值班医生将急诊手术通知单填写完整（内容同择期手术），送至手术室，由手术室护士长或手术室值班护士根据急诊手术患者病情的轻重缓急、手术的切口分类，与麻醉科进行沟通后予以及时安排。如遇紧急抢救，急诊值班医生可先电话通知手术室，同时填写急诊手术通知单；手术室负责人员接电话后，应优先予以安排并与麻醉科沟通，5分钟内答复急诊手术患者入室时间，做好一切准备工作，以争取抢救时间。

二、手术人员安排与术前访视

（一）手术室护士的配置和调配

为保证医疗活动的正常进行，需要根据各医院的实际工作量合理进行人员配置，一般综合性医院手术室护士与手术台比例为（2.5～3.5）∶1，同时遵循以下原则，结合动态调配，将每个人的能力发挥到极致，做到人尽其用，物尽其用。

1.年龄结构配备

年龄结构合理，老、中、青结合，根据各年龄的不同特点合理安排，建议采用1∶2∶1的比例。

2.职称配备

各级职称结构合理，形成一个不同层次的合理梯队，高、中、初级职称的比例为（0～1）∶4∶8；800张以上床位的医院或教学医院比例可调整为1∶3∶6。

3.专业能力配备

专业能力结构合理，根据从事本专业的年限和实际工作能力分高（10年以上）、中（5～10年）、低（5年以下）层次。

（二）日间人员安排

手术前一天，在完成手术间安排后，麻醉科、手术室分别进行人员安排，按常规每台手术配备洗手护士和巡回护士各1名，特大手术如心脏手术、移植手术、特殊感染手术等，根据实际情况分别配备洗手护士和巡回护士各两名。根据不同的麻醉方式配备麻醉医师1～2名。

（三）夜间及节假日人员安排

除正常值班护士外，另设有备班，由第一值班护士根据手术需要进行人员统一调度安排。遇突发紧急事件时，向护士长汇报统一调配。

（四）手术前访视

1.访视目的

通过术前访视，对手术患者进行第一次身份核对和手术核对，同时对手术患者进行术前宣教和整体评估，了解手术患者心理需要，缓解其紧张和恐惧心理。

2.访视方法及内容

手术前一天，由次日负责相关手术的巡回护士进行术前访视。手术室护士进入病房查看病史，核对术前知情同意书和手术医嘱，核对相关诊断报告和影像学资料，仔细查阅手术患者的一般生命体征、疾病史、手术史、过敏史、特殊化验指标（如乙肝、丙肝、梅毒、艾滋病等）、与输血相关的表单是否齐全等。与病房护士进行交流，了解手术患者的一般情况后与手术患者进行身份核对和术前宣教。对手术患者进行核对，包括以下内容。

（1）开放式询问手术患者姓名、年龄等基本信息；询问手术患者手术部位和手术方式，与病历核对。

（2）核对身份识别腕带。

（3）核对手术标识。为手术患者进行手术前宣教，内容包括：手术室及手术流程简介；禁食、禁水情况；术日晨注意事项，包括病服反穿，不能穿内衣裤，去除饰物、义齿、隐形眼镜等，小便排空，如有体温异常、经期情况及时向手术医生说明；入手术室后须知，包括防止坠床的事宜、麻醉配合、可能遇到的护理问题及配合方法指导等；询问手术患者有无特殊需求。最后按术前访视单内容对手术患者进行评估，并正确填写。

（五）手术资料汇总

每日实施的所有手术，应以手术科室为单位，按手术类别（急诊、择期、日间手术）进行分类详细登记，每月汇总完成月报表交予医务处，同时保存原始资料。

第二节　转运和交换

一、转运者及转运车要求

根据手术通知单，手术室工勤人员通过手术推车或平车的方式，前往病房接手术患者，外出接送手术患者时，必须严格按要求穿外出衣、换外出鞋，检查推车的完好性，并保持棉被清洁、整齐、无破损。

二、交接内容

到达病房后先核对手术患者的姓名、床号、住院号准确无误后，协助手术患者移动至推车上。病区护士应携带病历和手术所需物品护送手术患者至手术室，并与巡回护士在手术室门口半限制区进行交接，具体内容如下。

（1）根据病历内手术知情同意书和身份识别带核对手术患者姓名、病床号、住院号、拟定手术名称、药物过敏史和血型。

（2）检查手术标识是否准确无误。

（3）确认禁食情况、肠道准备等术前准备均已完成，检查手术患者手术衣是否穿戴正确，是否已取下义齿、饰物等。

（4）评估手术患者神志和皮肤情况、导管情况。

（5）核对带入手术室的药物、影像学资料、腹带等特殊物品。交接核对无误后，病区护士与巡回护士一同填写《手术患者转运交接记录单》并签名。

此外，在转运途中，手术室护士应注意保证手术患者安全，推车者站于手术患者头部，病历由参与护送的手术室护士或手术医生保管，他人不得随意翻阅，手术团队成员应保护手术患者的隐私。

三、转运注意事项

（1）由病房进入手术室的手术患者须戴好手术帽进入限制区，步行进入手术室的当日手术患者，在指定区域内更换衣、裤、鞋。

（2）工勤人员和巡回护士共同护送手术患者至指定手术间，分别站于手术床两侧，协助手术患者从推车缓慢转移至手术床上，呈仰卧位，垫枕。

（3）予手术患者膝盖处适当的约束保护，防止意外坠床。

（4）注意给予手术患者保暖措施，冬天可以使用保温毯。

（5）为减轻手术患者的紧张情绪，可根据手术患者的不同需求选择适当的音乐放松心情。

第三节　核对手术患者

一、接患者前

接患者出发前第一次查对手术通知单与手术安排表，查对内容包括手术间号、患者姓名、性别、科室、床号、手术时间、手术台次。

二、病房接患者时

在病房第二次查对手术通知单、患者、病历，查对内容包括患者姓名、性别、科室、床号、手术时间，患者携带物品如X线片、药品等。

三、在手术患者等待区

（1）患者接至手术等待区后，由前一日值班人员第三次查对手术通知单、病历、患者（腕式识别带）、手术安排表，查对内容包括手术间号、患者姓名、性别、科室、床号、手术时间和手术台次。

（2）二线值班护士和麻醉医师查对患者后在手术安排表上签名，挂上手术间号码挂牌，让患者暂时在等待室等待手术；由该台手术的巡回护士与麻醉医师至等待室再次查对患者无误后将患者接入手术间。

四、患者入手术间

（1）该台手术的巡回护士核对患者科室、床号、姓名、性别、年龄、手术名称、手术部位等。

（2）麻醉医师及手术第一助手再次核对无误后，在患者及患者财产交接本相应栏签名。

（3）接台手术在同一手术间内进行时，更要注意严格查对。

五、接台手术

（1）接台手术时，巡回护士提前电话通知病房做术前准备，并在患者及患者财产交接本上填写好患者基本情况，将手术通知单夹在患者及患者财产交接本内送至机动护士或办公室护士处。

（2）若巡回护士较忙，可电话通知机动护士去手术间取患者财产交接本并确认所接患者。

（3）患者接至等待室后，由办公室护士查对患者、为患者戴手术帽并告知办公室人员将患者手术情况动态信息录入电脑显示屏，以告知患者家属。

第四节　摆放手术体位

手术体位的正确放置，能在充分暴露术野的同时，保证手术患者维持正常的呼吸、循环功能，有效缩短手术时间，防止或减轻各种相关并发症的发生，是手术成功的基本保障之一，也是手术室护士必须正确掌握的基本操作技能之一。

一、手术体位管理原则

（1）根据手术部位的不同，放置最佳的手术体位，使术野充分暴露，便于医生的操作。

（2）应确保呼吸、循环功能不受干扰，有利于麻醉医师术中观察及静脉给药。

（3）避免肢体的神经血管受压、肌肉拉伤、皮肤受损等，保证手术患者安全。

（4）在确认手术患者被充分固定和支撑的同时，应尽可能保持符合手术患者生理功能的舒适体位。

（5）应注意保护患者隐私，避免身体过分暴露。体位放置时各种物品（包括各类防护垫、固定带、护臂套、护脸胶布等）应准备充分。

二、常见手术体位的应用范围和摆放方法

根据手术部位及手术入路的需要分为5种常见手术体位，分别为仰卧位、侧卧位、俯卧位、膀胱截石位和坐位。

（一）仰卧位

仰卧位适用于头、面、胸、四肢、腹部及耻区手术，是外科手术中最常用的手术体位。

1.摆放方法

（1）放置搁手板，将双臂放于搁手板上，外展小于90°，防止臂丛神经受损，手心朝上，远端关节高于近端关节；亦可根据手术需要，使双臂自然放于身体两侧，用事先横放于手术患者背部的小单卷裹固定双手。遇神经外科额、颞、顶及颅前窝等手术，可用小单将身体包裹，并用约束带固定，松紧适宜。

（2）根据手术患者腰前凸深度，放置厚薄合适的软垫，维持腰部正常生理曲线。

（3）膝关节腘窝部垫一软垫，使双腿自然弯曲，以达到放松腹部肌肉，增加手术患者舒适度的目的。

（4）双下肢伸直，使头、颈、躯干、下肢呈一直线摆放，用约束带固定于膝关节上2 cm左右，松紧以平插入一掌为宜。

（5）双足跟部放置脚圈，减少局部受压。

2.注意事项

（1）注意麻醉头架和器械托盘摆放的位置，避免影响手术患者呼吸、循环功能和麻醉医师的观察。

（2）肝、脾手术，如脾切除术、肝右叶切除术等，可根据手术需要在术侧垫一软垫，抬高并暴露术野。

（3）胸部前切口手术，如乳腺癌根治术，将患侧上肢外展置于托手器械台上，外展小于90°，调整托手器械台高度与手术床高度一致，并于术侧垫一软垫，充分暴露术野。

（4）前列腺及膀胱手术，可根据手术需要，在手术患者骶尾部垫一软垫，既有利于暴露术野，又分散了骶尾部的压力。

（5）颅脑手术时，头部必须略高于躯体3～5 cm，有利于静脉回流，避免脑充血导致颅内压增高。

（二）侧卧位

侧卧位主要分为90°侧卧位和半侧卧位。90°侧卧位适用于胸外科（如肺、食管）、泌尿外科（肾脏、输尿管等）和脑外科（颞部肿瘤、桥小脑角区肿瘤）手术；半侧卧位适用于胸腹联合切口及前胸部手术。

1.90° 侧卧位摆放方法

（1）待手术患者麻醉后，将手术患者身体呈一直线从仰卧位转成90°侧卧位，患侧朝上。

（2）放置头圈于手术患者头下，使眼睛和耳朵处于头圈的空隙中。

（3）90°侧卧位搁手架分为上下两层，患侧上肢放置于上层，健侧上肢放置于下层，并分别予以固定，手指稍露，便于观察末梢血液循环。

（4）于健侧腋下（胸部下方第4、5肋处）放置胸枕，其厚度以手术患者健侧臂丛神经及血管不受压为宜。

（5）耻区和臀部分别用一个髂托固定。

（6）根据手术方式调整双腿伸直弯曲与否，并用约束带固定髋关节或膝关节。双腿间和踝部分别夹一软枕，避免骨隆突处受压。

2.半侧卧位摆放方法

半侧卧位是指使手术患者侧转成30°～40°体位。将手术患者健侧上肢放置于搁手板上，外展小于90°。患侧上肢用护臂套保护后屈曲固定于麻醉头架上，高度适宜，避免外展及牵拉过度。患侧肩、胸、腰背部放置适当的软垫或半侧卧位专用斜坡式软垫。健侧腋下平乳头处和（或）髂前上棘处用1～2个髂托固定。双下肢用约束带固定，腘窝部垫一软垫。双足跟部放置脚圈，减少局部受压。

3.注意事项

（1）将手术患者从仰卧位翻转成侧卧位的过程中，必须保持手术患者头、颈、躯干呈一直线，呈"滚筒式"翻转。

（2）上肢搁手架应可调节高度和角度，使双上肢外展均不超过90°，并呈抱球状。

（3）开颅手术放置侧卧位时，应使手术患者背侧尽量靠近床的边缘，并向前俯，必须注意身体的背部和四脚固定架之间要加衬垫，防止压伤。

（4）手术患者导尿管及深静脉穿刺管应从空隙中穿出，保证引流通畅；电极板应粘贴于患侧下肢的大腿、小腿或臀部。

（三）俯卧位

俯卧位适用于后颅窝、颈椎后路、脊柱后入路、腰背部等手术。

1.摆放方法

（1）待手术患者麻醉后，将手术患者呈一直线从仰卧位缓慢转换为俯卧位，转换体位时使双臂紧贴于身体两侧，避免肩肘关节意外扭曲受伤。

（2）将手术患者头部移出手术床，直接放置于头托上或固定于头架上，调整头托或头架位置及高度，保证手术部位突出显露的同时呼吸通畅。

（3）双上肢平放于身体两侧，中单固定，约束带加固，或将双上肢自然弯曲置于头两侧搁手架上。

（4）胸部垫一大软垫，尽量靠上，于髂嵴两侧各垫一小方垫；或将两个中圆枕呈外八字形斜垫于两锁骨至肋下，将一中圆枕横垫于耻骨联合和髂嵴下，呈三角形，使胸腹部呈悬空状，保持呼吸运动不受限和静脉回流通畅。

（5）双侧膝盖下各垫一小软圈，两小腿胫前横置一软枕，使手术患者小腿呈自然微曲，增加舒适度。双足背下垫一小方软枕，避免足背过伸引起足背神经损伤。双腿用约束带固定。

2.注意事项

（1）头部妥善固定于头托或头架上，使用头托者必须注意前额、眼睛、耳朵、下颌、颧骨等处的保护，可选择凝胶头托或在放置体位前在前额、颧骨等易受压处给予防压疮透明敷贴，防止压疮发生。

（2）放置俯卧位时应使用适当体位垫，使胸腹部悬空，避免受压，保持呼吸通畅和静脉回流。

（3）男性手术患者注意避免阴茎和阴囊受压，女性手术患者注意避免乳房受压。

（4）肥胖的手术患者，应注意两侧手臂的固定和保护，避免术中手臂意外滑落或固定约束过紧造成压伤。

（四）膀胱截石位

膀胱截石位适用于会阴部及经腹会阴直肠手术。

1.摆放方法

（1）将搁脚架分别置于手术床的两侧，根据手术患者大腿的长度及手术方式调节搁脚架的高度和方向。

（2）手术患者呈仰卧位，待麻醉后，脱去长裤，套上棉质裤套，下移手术患者身体，直至其尾骨略超过手术床背板下沿。

（3）将手术患者屈髋屈膝，大腿外展成60°～90°，分别缓慢置于搁脚架上，根据不同手术方式调节大腿间的角度及前屈角度，并用约束带固定双脚。

（4）卸下或摇下手术床尾部1/3部分，根据手术需要，可于臀部下力，置一软垫，减轻局部压迫，便于操作。

（5）将一侧上肢置于身体旁，用小单包裹固定，另一侧上肢置于搁手板上，外展小于90°。

2.注意事项

（1）大腿前屈的角度应根据手术需要调整：经腹会阴手术，搁脚架与手术台成70°左右；单纯会阴部手术成105°左右；腹腔镜下左半结肠癌、乙状结肠癌和直肠癌根治术，双腿不要过度分开，骶髂关节、膝关节屈曲成150°～170°。

（2）两侧搁脚架必须处于同一水平高度。

（3）放置截石位必须注意保护双侧腘窝，在腘窝下应置平整的薄软垫，并且避免其外侧面受硬物挤压，防止腓总神经损伤。

（4）手术结束恢复体位时，应缓慢地将一条腿先从搁脚架上放下，避免血流动力学短时间内发生变化，引起体直立性低血压。

（5）对于有骨盆、股骨颈骨折史的手术患者，可通过抬高骶尾部使盆腔尽可能得到伸展。在放置和恢复体位时，均应小心操作，尽量使髋关节和膝关节同时运动，避免髋关节旋转，尤其是外旋外展。

（6）放置截石位过程中，应注意手术患者的保暖，并且注意保护手术患者的隐私。

（7）进行肠道灌洗的直肠手术，应在手术患者臀下铺置防水巾，防止冲洗液浸湿床单，引起压疮。

（五）坐位

坐位适用于后颅手术。

1.摆放方法

（1）双腿选择合适的防栓袜或缠弹力绷带，避免栓塞的形成，防止深静脉血栓，甚至肺栓塞的发生。

（2）双膝下垫一长圆枕，使两腿稍有弯曲，防止下肢过伸。

（3）静脉通路通常建立于手术患者的左上肢，妥善固定，同时保持静脉通路的通畅，外接延长管，方便于术中加药。

（4）两臂套上护臂套，以防电刀烧伤。让双手指稍露，有利于在术中观察末梢血液循环。双手下分别放置长圆枕上并予以固定。

（5）卸下手术床头板，双手抱住手术患者头部，将床背慢慢抬起，直至床背成90°。

（6）儿童或坐高较低者，臀下垫软方枕若干，使手术切口及消毒范围高于床背。

（7）安置头架，并固定于手术床，调整手术床位置。

（8）手术患者前胸与头架之间垫大方枕予以保护，并用约束带固定于床背。

2.注意事项

（1）穿防栓袜前，评估手术患者腿的长度和小腿最粗段的周长，选择合适的防栓袜。穿防栓袜前应先抬高双下肢，然后再穿。

（2）为防止体直立性低血压，床背抬高速度尽量放慢，在整个过程中，密切监测各项指标，如有血压下降或心率减慢等，应立即停止体位变动。

（3）体位安放完毕后，再次仔细检查头架的各个关节是否拧紧；检查手术患者身体的各部位是否已妥善固定；检查导尿管和深静脉穿刺管是否通畅，集尿袋可挂于手术患者左侧床边，以便观察术中的尿量。

（4）手术结束后手术患者仍须保持坐位姿势送回病房，为保证安全，须将手术患者头部固定在床头。

第五节　协助实施麻醉与术中监测

作为手术室中的重要主体，麻醉医师和手术室护士之间的相互了解和密切配合是确保所有手术患者生命安全、手术成功，以及手术室正常运作的前提和保障。因此，一名合格的手术室护士除了掌握常规的手术室护理知识技能，还应掌握麻醉基础知识和临床麻醉基础技术，能够正确协助麻醉医师进行各种麻醉，冷静熟练配合麻醉医师处理麻醉过程中的各种突发情况，正确进行手术患者麻醉的监测。

一、全身麻醉的方法和配合

（一）全身麻醉的定义

全身麻醉指使用麻醉药物经呼吸道吸入或静脉、肌内注射进入人体内，产生中枢神经系统的抑制，使手术患者在失去知觉、反射抑制和一定程度肌肉松弛的情况下接受手术。

（二）全身麻醉的实施

全身麻醉的实施主要分为两大步骤：全身麻醉的诱导和全身麻醉的维持。

1.全身麻醉的诱导

全身麻醉的诱导是指手术患者接受全麻药物后，由清醒状态到神志消失，并进入全麻状态后进行气管内插管的过程。诱导过程中，麻醉护士应配合麻醉医师准备好麻醉机、气管插管用具等，开放静脉和胃肠减压管；巡回护士应准备好负压吸引装置，同时在全身麻醉诱导过程中密切关注手术患者的血压、心率、心电图和血氧饱和度等基础生命体征，妥善固定手术患者，防止诱导期间手术患者发生意外坠床。

目前临床较常用的全身麻醉诱导方式有面罩吸入诱导法和静脉诱导法。面罩吸入诱导法是指将麻醉面罩扣于手术患者口鼻部，开启麻醉蒸发器并逐渐增加吸入浓度，待手术患者意识消失后，静脉注射肌松药，行气管内插管。静脉诱导法是指先以面罩吸入纯氧2~3分钟，根据病情选择合适的静脉麻醉药及剂量，从静脉缓慢注入并严密监测手术患者情况，待手术患者神志消失后再注入肌松药，使用麻醉面罩进行人工呼吸，实施气管内插管。

2.全身麻醉的维持

全身麻醉的维持主要分为三种：吸入麻醉维持、静脉麻醉维持和复合全身麻醉维持。

（1）吸入麻醉维持：使气体麻醉药或挥发性麻醉药经呼吸道吸入肺，由肺泡进入血液循环，继而到达中枢神经系统，以维持适当的麻醉深度。

（2）静脉麻醉维持：使麻醉药物通过静脉进入血液循环，继而到达中枢神经系统，以维持适当的麻醉深度。

（3）复合全身麻醉维持：两种或两种以上的全麻药物或（和）方法复合应用，实现麻醉时间、肌肉松弛的可控性，并可保持麻醉深度的平衡，以维持手术患者理想的麻醉状态。复合全身麻醉目前在临床得到越来越广泛的应用。

（三）全身麻醉的监测

对于全身麻醉的手术患者必须实施严密的监测，主要包括以下几个方面。

1.心电监护

心电监护作为心脏功能监护的重要组成部分，是观察病情变化必不可少的手段。心电监护时应特别注意观察P波与QRS波群的变化，以便及时发现手术患者心律失常的早期症候群。

2.血流动力学监测

血流动力学监测其包括血压、中心静脉压监测等。血压监测分为袖带式自动间接血压监测和直接血压监测（动脉内置管进行连续有创的血压监测），代表心肌收缩力和心排血量，是维持脏器正常血液供应的必要条件。中心静脉压监测能够提示有效血容量的情况，以及周围血管收缩或心功能情况，指导术中液体管理。

3.呼吸力学监测

呼吸力学监测具体指标包括气道压力、呼吸道阻力、胸肺顺应性及最大吸气负压等，这些参数的变化与通气功能、呼吸做功及机械通气对机体生理的影响有密切关系。

4.血氧饱和度监测

无创监测氧合功能，可早期发现低氧血症，并在一定程度上反映循环状态，用于整个手术过程中监测患者的供氧情况。

5.呼气末二氧化碳分压

呼气末二氧化碳分压可监测通气，指导麻醉机和呼吸机的安全使用，确定气管导管位置；还能反映肺血流，监测体内CO_2产量的变化，及时发现病情变化。

6.血液气体分析

全面精确地判断患者的呼吸功能，包括通气、换气及组织氧供与氧耗，是麻醉和重症患者诊治中的一项重要监测项目。可根据病情需要，经皮穿刺桡动脉、股动脉或腋动脉抽取血样，也可通过持续留置动脉导管抽取。

（四）全麻的护理配合

1.护理配合方法

麻醉前应帮助手术患者了解全身麻醉这一麻醉方式，给予心理支持；麻醉前再次核对手术患者是否已去除可以活动的义齿；检查负压吸引装置使其呈完好备用状态，以便吸除呼吸道分泌物；备好急救药品和器材，同时检查手术患者约束保护是否松紧适宜，以免影响肢体血液循环；麻醉诱导时，及时传递必要的用品，协助麻醉医师操作；还可用手掌轻按手术患者腹上区，以免面罩供氧时氧气进入胃内，引起胃肠道胀气。

2.护理配合要点

（1）麻醉药物注入动脉可引起肢体血管痉挛，剧烈疼痛，甚至发生肢端坏死，因此开放静脉通路时应避免误入动脉，用药前必须进行严格的核对。

（2）手术患者体质各不相同，注射麻醉药物后偶有过敏现象。因此，麻醉药物需要现配现用，静脉推注时应匀速、缓慢，同时准备好抗过敏药物。

（3）有些麻醉药物（如丙泊酚）注入量多或注射速度过快时，可能出现短暂呼吸循环抑制，应缓慢推注，并做好气管插管准备。

（4）非气管插管麻醉情况下，必须做好气管插管准备。

（5）静脉用药时应防止麻醉药渗漏，以免造成组织坏死；一旦出现，立即拔除，重新静脉穿刺，局部给予热敷或0.25%普鲁卡因局部封闭。

二、阻滞麻醉的方法和配合

（一）阻滞麻醉的方法

1.臂丛神经阻滞

将麻醉药物注射至臂丛神经干（丛）旁，阻滞此神经的传导功能，从而达到此神经分布区域手术无痛的方法。

2.颈丛神经阻滞

将麻醉药物注射至颈丛神经干（丛）旁，阻滞此神经的传导功能，从而达到此神经分布区域手术无痛的方法。

3.蛛网膜下腔阻滞

将麻醉药物注射至蛛网膜下腔，使脊神经根、背根神经及脊髓表面部分神经的传导功能受阻，从而达到区域手术无痛的方法。

4.硬膜外腔阻滞

将麻醉药物注射至硬膜外腔，使脊髓神经根的传导功能受阻，从而达到区域手术无痛的方法。

5.表面麻醉

将渗透性强的局麻药喷洒于黏膜表面，通过黏膜渗透，作用于神经末梢起到抑制疼痛的作用。

6.局部浸润麻醉

在手术切口四周的组织中，分层注入局麻药物，以阻滞神经末梢而起到抑制疼痛的作用。

（二）阻滞麻醉的护理配合

遵医嘱准备麻醉药，并与实施阻滞麻醉的麻醉医师进行双人核对，核对无误后方可使用。提醒操作者每次注药前均要回抽，确定不在血管内方可注射，以防局麻药注入血管内。注意麻醉药物用量的计算，防止超量。局麻药物有可能引起变态反应、循环系统抑制、呼吸系统抑制、中枢神经系统抑制及中毒，手术进行过程中必须加强巡视和监测。蛛网膜下腔麻醉的平面随体位发生变化，所以手术患者应在可调节床面的手术床上实施手术，并注意在麻醉前开放静脉通路，补充容量，维持有效血液循环。硬膜外腔麻醉前应协助麻醉医师放置正确的体位，麻醉过程中协助扶持患者，不要随意离开，防止患者坠床或意外发生。用药前确定置管位置，避免误入蛛网膜下腔，否则可能引起患者全脊髓麻醉。

第六节　手术前准备

规范、严格的手术前准备是成功开展手术的基础与保障，每一名手术室护士都应加强操作练习，丰富专科理论知识，以此确保和提高手术前准备质量。手术前准备主要分为3部分，分别是无菌手术器械台的准备、手术人员准备和手术患者准备，其中涵盖了许多手术室基础护理操作技能和手术室护理基本原则。

一、无菌手术器械台的准备

为保证手术全程所有手术用品的无菌状态，防止再污染，在手术开始前，洗手护士必须先建立无菌器械台，形成无菌区域。

（一）无菌手术器械台准备的基本原则

无菌手术器械台准备的基本原则包括以下几方面。

（1）在洁净、宽敞的环境中开启无菌器械包和敷料包，操作者穿着整洁，符合要求。

（2）在建立和整理无菌器械台过程中，以及洗手护士和巡回护士交接一次性无菌物品时，均不可跨越已建无菌区。

（3）无菌器械包和敷料包应在手术体位放置完成后打开。

（4）无菌器械台应保持干燥，一旦敷料潮湿必须更换或重新覆盖无菌巾。

（5）无菌手术器械台应为现用现备，若特殊情况下不能立即使用，则必须使用无菌巾覆盖，有效期为4小时。

（二）铺无菌器械台的步骤

1.无菌包开启前检查

（1）包外化学指示胶带变色情况。

（2）包上灭菌有效期。

（3）外包装是否破损、潮湿或污秽。

（4）是否为所需的器械包或敷料包。

2.开启无菌包顺序

徒手打开无菌器械包或敷料包的最外层，注意手与未灭菌物品不能触及外层包布内面；内层包布应使用无菌镊子或无菌钳打开，注意顺序为先对侧，再左右两侧，最后近侧；或由洗手护士完成外科洗手，并戴上无菌手套后再打开。

3.建立无菌器械台

（1）直接利用无菌器械包或敷料包的包布，打开将其后铺置于器械台上，建立无菌器械台。

（2）利用无菌敷料包内的无菌敷料先建立无菌台面，然后打开无菌器械包将无菌器械移至无菌台面上。

（3）铺无菌器械台时，台面敷料铺置至少应达到4层，台面要求平整，四周边缘下垂不少于30 cm。

（4）手术托盘一般摆放正在使用或即将使用的器械和物品，可在铺置无菌巾的过程中使用无菌双层中单和大孔巾直接铺置其上，建立无菌手术托盘，也可用双层无菌托盘套铺置。

4.整理无菌器械台

洗手护士按照相同的既定顺序整理常规手术敷料和器械。特殊手术器械及物品，可按术中使用顺序、频率分类放置，以方便洗手护士在手术配合中及时拿取所需器械及物品。

5.清点器械及物品

手术开始前洗手护士与巡回护士必须完成所有手术纱布、器械及物品的清点，巡回护士逐项记录。

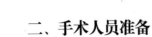
二、手术人员准备

手术前，每一名手术团队成员都必须严格按规范进行手术前自身准备，包括外科手消毒、穿无菌手术衣和戴无菌手套，通过规范、严格的手术前手术人员自身准备，建立无菌屏障，预防手术部位感染。

（一）外科手消毒

外科手消毒是指外科手术前医务人员用肥皂（皂液）和流动水洗手，再用手外科消毒剂清除或者杀灭手部暂居菌和减少常居菌的过程。使用的手消毒剂应具有持续抗菌活性。

1.明确外科手消毒定义

外科手消毒与洗手、卫生手消毒统称为"手卫生"。其中，洗手仅指用肥皂或皂液和流动水洗手，去除手部皮肤污垢和暂住菌的过程。卫生手消毒是指医务人员使用速干手消毒剂揉搓双手，减少手部暂住菌的过程。两者应与外科手消毒区分。

2.外科手消毒的设施准备

洗水池应设置在手术间附近，高矮合适，防溅喷，洗水池面应光滑无死角，每日清洁。水龙头应为非手接触式，数量不少于手术间数。清洁指甲用具指定容器存放，每日清洁与消毒。手刷等搓刷用品应指定放置容器，一人一用一灭菌或一次性无菌使用。外科手消毒剂应符合国家相关规定，并采用非手接触式出液器，宜使用一次性包装，重复使用的容器每次用完应清洁、消毒。

3.外科手消毒的原则

先洗手后消毒；不同手术患者之间、手套破损、手被污染时，应重新进行外科手消毒；在整个外科手消毒过程中应始终保持双手位于胸前，低于肩高于腰，使水由手指远端自然流向肘部。

4.洗手方法与要求

（1）洗手之前正确佩戴帽子、口罩及防护眼罩，摘除戒指、人工指甲等手部饰物，并修剪指甲，长度应不超过指尖。

（2）取适量的清洗剂清洗双手、前臂和上臂下1/3，并认真揉搓。清洁双手时，可使用手刷等清洁指甲下的污垢和手部皮肤的皱褶处。

（3）流动水冲洗双手、前臂和上臂下1/3。

（4）使用干手物品擦干双手、前臂和上臂下1/3。

5.外科手消毒方法

（1）冲洗手消毒法：取足量的外科手消毒剂涂抹至双手的每个部位、前臂和上臂下1/3，并认真揉搓2～6分钟，用流动水冲净双手、前臂和上臂下1/3，使用无菌毛巾或一次性无菌纸巾彻底擦干。

（2）免冲洗手消毒法：取适量免冲洗手消毒剂涂抹至双手的每个部位、前臂和上臂下1/3，并认真揉搓至消毒剂干燥。具体消毒剂的取液量、揉搓时间及使用方法遵循外科手消毒剂产品的使用说明。

关于手卫生的规范中明确规定了外科手消毒中手部揉搓的步骤，具体如下。

①掌心相对揉搓。

②手指交叉，掌心对手背揉搓。

③手指交叉，掌心相对揉搓。

④弯曲手指关节在掌心揉搓。

⑤拇指在掌心中揉搓。

⑥指尖在掌心中揉搓。

6.注意事项

冲洗手消毒法中，用无菌毛巾或一次性无菌纸巾彻底擦干是指将手、前臂和肘部依次擦干。先擦双手，然后将无菌毛巾或一次性无菌纸巾折成三角形，光边向心，搭在一侧前臂上，对侧手捏住无菌毛巾或一次性无菌纸巾的两个角，由手向肘部顺势移动，擦干水迹，不得回擦。擦对侧时，将无菌毛巾或一次性无菌纸巾翻转，方法同前。

（二）无菌手术衣穿着

常用的无菌手术衣有两种式样：一种是背部对开式手术衣，另一种是背部全遮式手术衣。

1.对开式无菌手术衣的穿着方法

（1）洗手后，取手术衣，提起衣领轻轻抖开，将手术衣轻掷向上的同时，顺势将双手和前臂伸入衣袖内，并向前平行伸展。

（2）巡回护士在其身后协助向后拉衣。

（3）洗手护士双手交叉，腰带不交叉向后传递。

（4）巡回护士在身后系带。

（5）手术衣无菌区域为：肩以下、腰以上、腋前线的胸前及双手。

2.全遮式无菌手术衣的穿着方法

（1）洗手后，取手术衣，将衣领提起轻轻抖开。

（2）将手术衣轻掷向上的同时，顺势将双手和前臂伸入衣袖内，并向前平行伸展，巡回护士在其身后将手伸至手术衣内侧，协助向后拉衣，手不得碰触手术衣外侧。

（3）穿衣者戴无菌手套后将前襟的腰带递给已完成外科手消毒并戴好无菌手套的洗手护士。

（4）洗手护士拉住腰带后嘱穿衣者原地缓慢转动一周，再将腰带还与穿衣者。

（5）穿衣者将腰带系于胸前。

（6）无菌区域为：肩以下、腰以上的胸前、双手臂、侧胸及后背。

3.注意事项

（1）穿手术衣必须在手术间进行，四周有足够的空间，穿衣者面向无菌区。穿衣时，手术衣不可触及任何非无菌物品，若不慎触及，应立即更换。

（2）巡回护士向后拉衣领、衣袖时，双手均不可触及手术衣外面。

（3）穿全遮式手术衣时，穿衣人员必须戴好手套，方可接取腰带。

（4）穿好手术衣、戴好手套，在等待手术开始前，应将双手放在手术衣胸前的夹层或双手互握置于胸前。双手不可高举过肩、垂于腰下或交叉放于腋下。

4.连台手术更换无菌手术衣的方法

需要进行连续手术时，连台的手术人员应洗净手套上的血迹，然后由巡回护士松解背部系带，先脱去手术衣，后脱去手套。脱手术衣时必须保持双手不被污染，否则必须重新进行外科手消毒。脱手术衣的方法有两种。

（1）他人协助脱衣法：脱衣者双手向前，微屈肘，巡回护士面对脱衣者，握住衣领将手术衣向肘部、手的方向顺势翻转脱下，此时手套的腕部正好翻于手上。

（2）个人脱衣法：脱衣者左手抓住右肩手术衣外面，自前拉下，使手术衣的衣袖由里向外翻转；同样方法拉下左肩并脱下手术衣，保护手臂不触及手术衣的外面，以免受到污染。

（三）戴无菌手套

由于外科手消毒仅能去除和杀灭皮肤表面的暂居菌，对皮肤深部常驻菌无效。在手术过程中，皮肤深部的细菌会随术者汗液带到手的表面。因此，参加手术人员必须戴无菌手套。需要注意的是，戴无菌手套不能取代外科手消毒。

1.开放式戴无菌手套方法

（1）穿好手术衣，右手提起手套反折部，将拇指相对。

（2）先戴左手：右手持住手套反折部，对准手套五指插入左手。

再戴右手：左手指插入右手手套的反折部内面托住手套，插入右手。

（3）将反折部分别翻下，并包住手术衣袖口。

2.密闭式戴无菌手套方法

该方法与开放式戴手套法的区别是手术者的双手不直接暴露于无菌界面中，而是藏于无菌手术衣袖中，完成无菌手套的佩戴。

3.协助术者戴无菌手套方法

（1）洗手护士双手手指（拇指除外）插入手套反折口内面的两侧，手套拇指朝外上，小指朝内下，呈外八字形，四指用力稍向外拉开以扩大手套入口，有利术者戴手套。

（2)术者左手掌心朝向自己,对准手套,五指向下,护士向上提,同法戴右手。

（3）术者自行将手套反折翻转包住手术衣袖口。

4.注意事项

（1）持手套时，手稍向前伸，不要紧贴手术衣。

（2）戴开放式手套时，未戴手套的手不可触及手套外面，戴手套的手不可接触手套的内面。

（3）戴好手套后，应将手套的反折处翻转过来包住袖口，不可将腕部裸露；翻转时，戴手套的手指不可触及皮肤。

（4）戴有粉手套时，应用生理盐水冲净手套上的滑石粉再参与手术。

（5）协助术者戴手套时，洗手护士戴好手套的手应避免触及术者皮肤。

5.连台手术的脱无菌手套法

（1）按连台手术脱手术衣法脱去手术衣，使手套边缘反折。

（2）将戴手套的右手插入左手手套外面的反折处脱去手套，然后左手拇指伸入右手手套内面的鱼际肌之间，向下脱去右手手套。

（3）注意戴手套的手不可触及双手的皮肤，脱去手套的手不可触及手套外面，以确保手不被手套外的细菌污染。

（4）脱去手套后，双手重新外科手消毒后方可参加下一台手术。

三、手术患者准备

手术患者的皮肤表面存在大量微生物，包括暂住菌和常居菌，手术团队成员可通过对手术患者进行清洁皮肤、有效备皮和消毒皮肤等术前准备工作，杀灭暂居菌，最大限度地杀灭或减少常居菌，以此避免手术部位感染。

（一）手术患者皮肤清洁

手术患者皮肤清洁的目的是清除患者皮肤残留污垢，根据患者的不同情况可采用以下方法。

1.活动自如的手术患者

术前一天用含抑菌成分（氯己定、醇类）的沐浴露进行淋浴，嘱手术患者清洗手术切口四周皮肤，清理皮肤皱褶内的污垢。

2.活动受限的手术患者

术前用含抑菌成分（氯己定、醇类）的沐浴露进行床上沐浴，条件许可的话床上沐浴最好进行两次以上（视患者身体状况和皮肤实际洁净度而定）。

（二）手术患者术前备皮

人体皮肤表面常有各种微生物，包括暂居菌群和常居菌群。当术前备皮不慎损伤皮肤时，更易造成暂居菌寄居而繁殖，成为手术部位感染的因素之一。

1.备皮方法

应尽可能使用电动毛发去除器；应谨慎使用脱毛膏，使用前应严格按照生产商的说明进行操作；对手术患者进行相关的过敏试验，应尽量避免使用剃毛刀，防止手术患者手术区域毛囊受损，继发术后感染；如使用，应在备皮前用温和型肥皂水对皮肤和毛发进行湿润。

对于毛发稀疏的患者，不主张术前备皮，但必须做皮肤清洁。

2.备皮时间

手术当日，越接近手术时间越好。

3.备皮地点

建议在手术室的术前准备室内进行；不具备此条件的医院也可在病区治疗室内进行。

（三）手术患者皮肤消毒

手术患者皮肤消毒即手术前采用皮肤消毒剂杀灭手术区域皮肤上的暂居菌，最大限度地杀灭或减少常驻菌，避免手术部位感染。严格进行手术区皮肤消毒是减少手术部位感染的重要环节。

1.常用皮肤消毒剂

手术患者皮肤消毒常用的药品、用途和特点见表4-1。

表4-1　手术患者皮肤消毒常用的药品、用途和特点

药品	主要用途	特点
2%～3%碘酊	皮肤的消毒（需乙醇脱碘）临床上使用很少	杀菌广谱、作用力强、能杀灭芽孢
0.2%～0.5%碘伏	皮肤、黏膜的消毒	杀菌力较碘酊弱，不能杀灭芽孢，无须脱碘
0.02%～0.05%碘伏	黏膜、伤口的冲洗	杀菌力较弱，腐蚀性小
75%乙醇	颜面部、取皮区皮肤的消毒，使用碘酊后脱碘	杀灭细菌、病毒、真菌，对芽孢无效，对乙肝等病毒无效
0.1%～0.5%氯己定	皮肤消毒	杀灭细菌，对结核杆菌、芽孢有抑制作用

2.注意事项

进行手术患者皮肤消毒时，应注意以下几点。

（1）采用碘伏皮肤消毒，应涂擦两遍，作用时间3分钟。

（2）脐、腋下、会阴等皮肤皱褶处的消毒应注意加强。

（3）在消毒过程中，操作者双手不可触碰手术区或其他物品。

（4）遇术前有结肠造瘘口的手术患者，皮肤消毒前应先将造瘘部位用无菌

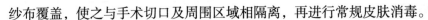

纱布覆盖，使之与手术切口及周围区域相隔离，再进行常规皮肤消毒。

（5）遇烧伤、腐蚀或皮肤受创伤的手术患者，应使用0.9%的生理盐水进行术前皮肤冲洗准备。

（6）皮肤消毒后，应使消毒剂与皮肤有充分时间接触后，再铺无菌巾，以使消毒剂发挥最大消毒效果。

（7）实施头面部、颈后入路手术时，应在皮肤消毒前用防水眼贴（或眼保护垫）保护双眼，防止消毒液流入眼内，损伤角膜。

（8）皮肤消毒时，避免消毒液流入手术患者身下、止血袖带下或电极板下，防止发生化学性烧伤或诱发压疮。消毒过程中一旦弄湿床单，应及时更换，以免术中患者皮肤长时间接触浸有消毒液的床单，造成皮肤烧伤（婴幼儿手术尤其应注意）。

（9）遇有糖尿病或皮肤溃疡的手术患者，手术医生进行皮肤消毒时，动作应尽可能轻柔。

（10）用于皮肤消毒的海绵钳使用后不可再放回无菌器械台。

3.皮肤消毒的方法和范围

以目前临床上使用较多的0.2%～0.5%碘伏为例，介绍手术区域皮肤消毒的范围如下。

（1）头部手术：头部及前额。

（2）口、颊面部手术：面、唇及颈部。

（3）耳部手术：术侧头、面颊及颈部。

（4）颈部手术

①颈前部手术：上至下唇，下至乳头，两侧至斜方肌前缘。

②颈椎手术：上至颅顶，下至两腋窝连线。

（5）锁骨部手术：上至颈部上缘，下至上臂上1/3处和乳头上缘，两侧过腋中线。

（6）胸部手术

①侧卧位：前后过腋中线，上至肩及上臂上1/3，下过肋缘，包括同侧腋窝。

②仰卧位：前后过腋中线，上至锁骨及上臂，下过脐平行线。

（7）乳癌根治手术：前至对侧锁骨中线，后至腋后线，上过锁骨及上臂，下过脐平行线。

（8）腹部手术

①腹上区手术：上至乳头，下至耻骨联合，两侧至腋中线。

②耻区手术：上至剑突，下至大腿上1/3，两侧至腋中线。

（9）脊柱手术

①胸椎手术：上至肩，下至髂嵴连线，两侧至腋中线。

②腰椎手术：上至两腋窝连线，下过臀部，两侧至腋中线。

（10）肾脏手术：前后过腋中线，上至腋窝，下至腹股沟。

（11）会阴部手术：耻骨联合、肛门周围及臀，大腿1：1/3内侧。

（12）髋部手术：前后过正中线，上至剑突，下过膝关节。

（13）四肢手术：术野周围消毒，上下各超过一个关节。

（四）铺无菌巾

在手术切口周围按照规定铺盖无菌敷料，以建立无菌手术区域，同时保证暴露充分的手术区域。

1.铺无菌巾原则

（1）洗手护士应穿戴手术衣、手套后协助手术医生完成铺无菌巾。

（2）手术医生未穿手术衣、未戴手套，直接铺第1层切口单；双手臂重新消毒，再穿手术衣、戴手套，铺余下的无菌巾单。

（3）铺无菌巾至少4层，且距离切口2～3 cm，悬垂至床沿下30 cm，无菌巾一旦放下，不得移动。必须移动时，只能由内向外，不得由外向内。

（4）铺无菌巾顺序：先下后上，先对侧后同侧（未穿手术衣）；先同侧后对侧（已穿手术衣）。

2.常见手术铺无菌巾方法

（1）腹部手术

①洗手护士递第1～3块治疗巾，折边开口向医生，铺切口的下方、对方、上方；第4块治疗巾，折边开口对向自己，铺切口同侧，以布巾钳固定。

②铺大单两块，分别遮盖上身及头架、下身及托盘，铺单时翻转保护双手不被污染。

③铺大洞巾1块遮盖全身，对折中单铺托盘。

④若行肝、脾、胰、髂窝、肾移植等手术，宜先在术侧身体下方铺对折中单1块。

（2）甲状腺手术

①对折中单铺于头、肩下方，巡回护士协助患者抬头，上托盘架。

②中单1块横铺于胸前。

③将治疗巾两块揉成团形，填塞颈部两侧空隙。

④切口四周铺巾方法同腹部手术。

（3）胸部（侧卧位）、脊椎（胸段以上）、腰部手术

①对折两块中单，分别铺盖切口两侧身体的下方。

②切口铺巾，同腹部手术。

（4）乳腺癌根治手术

①对折中单4层铺于胸壁下方及肩下。

②中单1块包裹前臂，绷带包扎固定。

③治疗巾5块，交叉铺盖切口周围，以布巾钳固定。

④1块大单铺于腋下及上肢；1块铺身体上部、头架。

⑤铺大洞巾覆盖全身。

⑥中单横铺于术侧头架一方，以布巾钳固定于头架或输液架上，形成无菌障帘。

（5）会阴部手术

①中单4层铺于臀下，巡回护士协助抬高患者臀部。

②治疗巾4块铺切口周围，大单铺上身至耻骨联合。

③双腿套上腿套，注意不能触及脚套内层。

（6）四肢手术

①大单4层铺于术侧肢体下方。

②对折治疗巾1块，由下至上围绕上臂或大腿根部及止血带，以布巾钳固定。

③中单包术侧肢体末端，无菌绷带包扎，用大单铺身体及头架。

④术侧肢体从大洞巾孔中穿出。

（7）髋关节手术

①对折中单铺于术侧髋部下方。

②大单铺于术侧肢体下方。

③治疗巾：第1块铺于患者会阴部，第2～5块铺于切口四周用布巾钳固定。

④中单对折包裹术侧肢体末端，铺大单于上身及头架。

⑤铺大洞巾方法同"四肢手术"。

第七节　手术中护理配合

一、洗手护士配合

（一）洗手护士工作流程

洗手护士工作流程主要包括以下几个步骤。

（1）准备术中所需物品。

（2）外科手消毒。

（3）准备无菌器械台。

（4）清点物品。

（5）协助铺手术巾。

（6）传递器械物品，配合手术。

（7）清点物品。

（8）关闭伤口。

（9）清点物品。

（10）手术结束后将器械送消毒供应中心处理。

（二）洗手护士职责

1.手术前准备职责

洗手护士应工作严谨、责任心强，严格落实查对制度和无菌技术操作规程；术前了解手术步骤、配合要点和特殊准备，熟练配合手术；按不同手术准备术中所需的手术器械，力求齐全。

2.手术中配合职责

洗手护士应提前15分钟洗手，进行准备。具体工作分器械准备、术中无菌管理和物品清点几个部分。

（1）器械准备包括以下几方面。

①整理器械台，物品定位放置。

②检查器械零件是否齐全，关节性能是否良好。

③正确、主动、迅速地传递所需器械和物品。

④及时收回用过的器械，擦净血迹，保持器械干净。

（2）术中无菌管理包括以下几方面。

①协助医生铺无菌巾。

②术中严格遵守无菌操作原则，保持无菌器械台及手术区整洁、干燥，无菌巾如有潮湿，应及时更换或重新加盖。

（3）物品清点包括以下内容。

①与巡回护士清点术中所需所有物品，术后确认并在物品清点单上签名。

②术中病理标本要及时交予巡回护士管理，防止遗失。

③关闭切口前与巡回护士共同核对术中所用的所有物品，正确无误后，告知主刀医生，才能缝合切口，关闭切口及缝合皮肤后再次清点所有物品。

3.手术后处置职责

术后擦净手术患者身上的血迹，协助包扎伤口；术后器械确认数量无误后，用多酶溶液浸泡15分钟，初步处理后送消毒供应中心按器械处理原则集中处理，不能正常使用的器械做好标识并通知及时更换。

二、巡回护士配合

（一）巡回护士工作流程

巡回护士工作流程主要包括以下几个步骤。

（1）术前访视手术患者。

（2）核对（患者身份、所带物品、手术部位）。

（3）检查（设备仪器、器械物品）。

（4）麻醉前实施安全核查。

（5）放置体位。

（6）开启无菌包，清点物品。

（7）协助术者上台。

（8）配合使用设备仪器，供应术中物品，加强术中巡视观察。

（9）手术结束前清点物品，保管标本。

（10）手术结束后与病房交接。

（二）巡回护士工作职责

1.术前准备职责

（1）术前实施术前访视，了解患者病情、身体、心理状况及静脉充盈情况，必要时简单介绍手术流程，给予心理支持；了解患者手术名称、手术部位、术中要求及特殊准备等。

（2）术前了解器械、物品的要求并准备齐全；检查所需设备及手术室环境，确保其处于备用状态。

（3）认真核对患者姓名、床号、住院号、手术名称、手术部位、血型、皮试、皮肤准备情况；按物品交接单核对所带物品；用药时认真做到"三查八对"。

（4）根据不同手术和医师要求放置体位，术野暴露良好，使患者安全舒适。

2.术中配合职责

（1）与洗手护士共同清点所有物品，及时准确地填写物品清点单，并签全名。

（2）协助手术者上台，术中严格执行无菌操作，督查手术人员的无菌操作。

（3）严密观察病情变化，重大手术做好应急准备。

（4）严格执行清点查对制度，包括各种手术物品、输血和标本等，及时增添所需各种用物。

（5）保持手术间安静、有序。

3.手术后处置职责

（1）手术结束，协助医生包扎伤口。

（2）注意患者保暖，保护患者隐私。

（3）患者带回病房的物品应详细登记，并与工勤人员共同清点。

（4）整理手术室内一切物品，物归原处，并保证所有仪器设备完好，呈备用状态。

（5）若为特殊感染手术，按有关要求处理。

三、预防术中低体温

低体温是手术过程中最常见的一种并发症，60%～90%的手术患者可发生术中低体温，而术中低体温可导致诸多并发症，由此增加的住院天数和诊疗措施，会导致额外医疗经费的支出。因此，手术室护士应采取有效的护理措施来维持手术患者的正常体温，预防低体温的发生。

（一）低体温的定义和特点

通常当手术患者的核心体温低于36 ℃时，将其定义为"低体温"。在手术过程中发生的低体温呈现出三个与麻醉时间相关的变化阶段：重新分布期、直线下降期和体温平台期。重新分布期，指发生在麻醉诱导后的1小时内，核心温度迅速向周围散布，可导致核心温度下降大约1.6 ℃；直线下降期，指发生在麻醉后的数小时内，手术患者热量的流失超过新陈代谢所产热量，如给予患者升温能有效限制热量的流失；体温平台期，指在之后一段手术期间内，手术患者体温维持不变。

（二）与低体温相关的不良后果和并发症

手术过程中出现的低体温，除了给手术患者带来不适、寒冷的感觉，在术中及术后也可能导致一系列不良后果和并发症，包括术中出血增加导致外源性输血、术后伤口感染率增加、术后复苏时间延长、麻醉复苏时颤抖、心肌缺血、心血管并发症、药物代谢功能受损、凝血功能障碍、创伤手术患者的病死率增加、免疫功能受损、深静脉血栓发生率增加等。

（三）与低体温发生相关的风险因素

1.新生儿和婴幼儿

新生儿和婴幼儿体积较小，体表面积相对较大，从而导致热量快速地通过皮肤流失；同时，新生儿和婴幼儿的体温中枢不完善且体温调节能力较弱，容易受环境温度的影响，当手术房间室温过低时，其体温会急剧下降。

2.外伤性或创伤性手术患者

失血、休克、快速低温补液、急救被脱去衣服等因素均可导致外伤性或创伤性手术患者极易在手术过程中发生低体温，而且研究显示术中低体温会增加创伤性手术患者的病死率。

3.烧伤手术患者

被烧伤的组织引起的热辐射、暴露的组织与空气进行对流传导及皮肤保护功能的损伤，都使烧伤手术患者成为发生低体温的高危人群。

4.麻醉

全麻和半身麻醉（包括硬膜外麻醉和脊髓麻醉）过程中使用的麻醉药物尤其是抑制血管收缩类药物，使手术患者血管扩张，导致核心温度向患者体表散布。因此，若麻醉过程长于1小时，患者发生低体温的风险增加。

5.年龄

老年手术患者在生理上不可避免地出现生命器官功能减退，如脂肪肌肉组织减少、新陈代谢率降低、对温度敏感性减弱等，以及对麻醉和手术的耐受性和代偿功能明显下降，因此更容易导致低体温。

6.其他与低体温发生相关的因素

其他与低体温发生相关的因素包括体重（消瘦患者）、代谢障碍（甲状腺功能减退、垂体功能减退）、抗精神病和抗抑郁症药物治疗的慢性疾病、使用电动空气止血仪、手术室室温过低、低温补液及血液制品输注、手术过程中开放的腔隙等。

（四）围手术期体温监测

1.围手术期体温监测的重要性

围手术期常规监测体温，能够为手术室护士制订护理计划提供建议；将体温监测结果与风险因素的评估结合，有助于采取有效措施预防和处理低体温。

2.体温监测方式

能准确监测核心体温的4种方式是鼓膜监测法、食管末梢监测法、鼻咽监测法和肺动脉监测法，其中尤以前3种在围手术期可行性较高。此外，常用的体温监测部位还包括肛门、腋窝、膀胱、口腔和体表等。

（五）围手术期预防低体温的护理干预措施

1.术前预热手术患者

进行麻醉诱导前对手术患者进行至少15分钟的预热，能有效缩小患者核心温度和体表温度的温度梯度，同时能减小麻醉药物引起的血管扩张作用，预防低体温的发生，尤其是低体温发生第一阶段时核心温度的下降。

2.使用主动升温装置

（1）热空气加温保暖装置：临床循证学已证明热空气动力加温保暖装置能安全有效预防术中低体温，对新生儿、婴幼儿、病态肥胖患者均有效果。

（2）循环水毯：将循环水毯铺于手术患者身下能有效将热量通过接触传导传递给患者，维持正常体温。

3.加温术中输液或输血

当手术患者需要大量输液或输血时，尤其当成年手术患者每小时的输液量大于2 L时，应该考虑使用加温器将补液或血液加温至37 ℃，防止因过量低温补液输入引起的低体温。同时有研究表明，热空气动力加温保暖装置与术中静脉补液加温联合使用，预防低体温的效果更佳。

4.加温术中灌洗液

在进行开放性手术的过程中，当需要进行腹腔、胸腔、盆腔灌洗时，手术室护士可加温灌洗液至37 ℃左右或用事先放于恒温箱中的灌洗液进行术中灌洗。

5.控制手术房间温度

巡回护士应有效控制手术间温度，避免室温过低。在手术患者进手术间前15分钟开启空调，使手术间的室温在手术患者到达时已达到22～24 ℃。

6.减少手术患者暴露

将大小适宜的棉上衣盖在非手术部位，保证非手术区域的四肢与肩部不裸露，起到保暖的作用。在运送手术患者至复苏室或病房的过程中，选用相应厚度的盖被，避免手术患者肢体或肩部裸露在外。

7.维持手术患者皮肤干燥

术前进行皮肤消毒时，须严格控制消毒液剂量，避免过剩的消毒液流至手术患者身下；术中，洗手护士应及时协助手术医生维持手术区域的干燥，及时将血液、体液和冲洗液用吸引装置吸尽；手术结束时，应及时擦净擦干皮肤，更换床单保持干燥。

8.湿化加温麻醉气体

对麻醉吸入气体进行湿化加温这种护理预防措施对预防新生儿和儿童发生低体温尤其有效。

四、外科冲洗和术中用血、用药

（一）外科冲洗

外科冲洗即在外科手术过程中采用无菌液体或药液冲洗手术切口、腔隙及相关手术区域，达到减少感染、辅助治疗的目的。常用于以下两种情况。

1.肿瘤手术患者

肿瘤手术患者常采用42 ℃低渗灭菌水1 000～1 500 mL冲洗腹腔，或采用化疗药物稀释液冲洗手术区域，并保留3～5分钟，可以有效防止肿瘤脱落细胞的种植。

2.感染手术患者

感染手术患者常采用0.9%生理盐水2 000～3 000 mL冲洗，或采用低浓度消毒液体冲洗感染区域，尤其对于消化道穿孔的手术患者可以有效降低术后感染率。

（二）术中用血

1.术中用血的方式

根据患者的病情，可采用以下几种方式。

（1）静脉输血：经外周静脉、颈内静脉、锁骨下静脉进行输血。

（2）动脉输血：经左手桡动脉穿刺或切开置入导管，是抢救严重出血性休克的有效措施之一，该法不常用，但可迅速补充血容量，并使输入的血液注入心脏冠状动脉，保证大脑和心脏的供血。

（3）自体血回输：使用自体血回输装置，将术中患者流出的血进行回收，经抗凝、过滤、离心后，将分离沉淀所得的红细胞加晶体液即可回输给患者。

2.术中用血的注意事项

手术中用血具有一定的特殊性，应注意以下几个方面。

（1）巡回护士应将领血单、领取血量、手术房间号等交接清楚；输血前巡回护士应与麻醉医生实施双人核对；核对无误，双方签名后方可使用，以防输错血。

（2）避免快速、大量输入温度过低的血液，以防患者体温过低而加重休克症状。

（3）输血过程中应做好记录，及时计算出血量和输血量，结合生命体征，为手术医生提供信息以准确判断病情。

（4）手术结束而输血没有结束，血制品必须与病房护士当面交接，以防出错。

（5）谨防输血并发症及变态反应，特别是在全麻状态下，许多症状可能不典型，必须严密观察。

（三）术中用药

手术室的药品除了常规管理，还必须注意以下几点。

（1）手术室应严格区分静脉用药与外用药品，统一贴上醒目标签，以防紧急情况下拿错。

（2）麻醉药必须专柜上锁管理，对人体有损害的药品应妥善保管；建立严格的领取制度，使用须凭专用处方领取。

（3）生物制品、血制品及需要低温储存的药品应置于冰箱内保存，定期清点。

五、手术物品清点

手术过程中物品的清点和记录非常重要，应遵循以下原则。

（1）清点遵循"二人四遍清点法"原则，即洗手护士和巡回护士两人，在手术开始前、关闭腔隙前、关闭腔隙后、缝合皮肤后分别进行清点。

（2）在清点过程中，洗手护士必须说出物品的名称、数量和总数，清点后由巡回护士唱读并记录。

（3）清点过程必须"清点一项、记录一项"。

（4）如果在清点手术用物时，发现清点有误，巡回护士必须立即通知手术医生，停止关闭腔隙或缝合皮肤，共同寻找物品去向，直至物品清点无误后再继续操作。物品清点单作为病历的组成部分具有法律效应，不可随意涂改。

六、手术室护理文书记录

护理文书是护理工作以书面记录保存的档案，是整个医疗文件的重要组成部分，护理文书与医疗记录均属于具有法律效力的证明文件。规范的手术室文书记录对提高手术室护理质量、确保手术安全、提高患者满意度起到了重要的辅助作用。

（一）手术室护理文书记录的意义

手术室护理文书指手术室护士记录手术患者接受专科护理治疗的情况，能客观反映事实。部分手术室护理文书需保存在病历内，并且具有法律效力。特别是《医疗事故处理条例》引入了"举证责任倒置"这一处理原则，护理文书书写的规范及质量显得更为重要。手术室护士应本着对手术患者负责、对自己负责的认真态度，根据2010年3月1日印发的《病历书写基本规范》要求及手术室护理相关规范制度，如实、准确地书写各类护理文书。

（二）手术室护理文书记录的主要内容

手术室护理文书一般包含四大部分：手术患者交接、手术安全核查、术中护理及手术患者情况、手术物品清点情况。

1.手术患者交接

记录的护理表单是"手术患者转运交接记录单"。手术患者入手术室后，巡回护士与病区护士进行交接，对手术患者的神志、皮肤情况、导管情况、带入手术室药物及其他物品等内容进行记录并签名；手术结束后，巡回护士对手术患者的神志、皮肤情况、导管情况、带回病区或监护室药物及其他物品等内容进行记录并签名。

2.手术安全核查

记录的护理表单是"手术安全核查表"。手术室巡回护士与手术医生、麻醉医师应分别在麻醉实施前、手术划皮前和患者离开手术室前进行手术安全核查，核查步骤必须按照手术安全核查制度的内容和流程进行，每核对一项内容，并确保正确无误后，巡回护士依次在"手术安全核查表"相应核对内容前打钩表示核

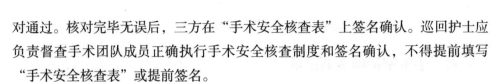

对通过。核对完毕无误后，三方在"手术安全核查表"上签名确认。巡回护士应负责督查手术团队成员正确执行手术安全核查制度和签名确认，不得提前填写"手术安全核查表"或提前签名。

3.术中护理及手术患者情况

记录的护理表单是"手术室护理记录单"。护理记录内容主要包括手术体位放置、消毒液使用、电外科设备及负压吸引使用、手术标本管理、术前及术中用药、术中止血带使用和植入物管理等内容。

4.手术物品清点情况

记录的护理表单是"器械、纱布、缝针等手术用品清点单"。手术室护士应记录手术中所使用的器械、纱布、缝针等手术用品名称和数目，确保所有物品不会遗落在手术患者体腔或切口内。手术过程中如需增加用物，应及时清点并添加记录。手术结束，巡回护士与洗手护士应清点物品情况后，签名确认。

（三）手术室护理文书的书写要求

根据《病历书写基本规范》，填写手术护理记录单时，应符合以下几方面要求。

（1）使用蓝黑墨水或碳素墨水填写各种记录单，要求各栏目齐全，卷面整洁，符合要求，并使用中文和医学术语，时间应具体到分钟，采用24小时制计时。

（2）书写应当文字工整、字迹清晰、表述准确、语句通顺、标点正确；出现错字时用双线划在错字上，不得采用刮、粘、涂等方法掩盖或去除原来的字迹。

（3）内容应客观、真实、准确、及时、完整，重点突出，简明扼要，并由注册护理人员签名；实习医务人员、试用期医务人员书写的病历应当经过本医疗机构合法执业的医务人员审阅、修改并签名。

（4）护士长、高年资护士有审查修改下级护士书写的护理文件的责任。修改时，应当使用同色笔，必须注明修改日期并签名，要保持原记录清楚、可辨。

（5）抢救患者必须在抢救结束后6小时内据实补记，并加以注明。

七、手术标本处理

（一）标本处理流程

1.病理标本

病理标本由手术医生在术中取下交给洗手护士，由洗手护士交予巡回护士；巡回护士将标本放入容器，并贴上标签，写明标本名称；术后与医生核对后，加入标本固定液，登记签名，交给专职人员送病理科，并由接受方核对签收。

2.术中冰冻标本

由手术医生在术中取下标本，交给洗手护士，由洗手护士交给巡回护士；巡回护士将标本放入容器，并贴上标签，写明标本名称，立即与手术医生核对，无误后登记签名，交给专职人员送病理科，并由接受方核对签收；病理科完成检查后电话通知手术室护士，同时传真书面报告；巡回护士接到检查结果后立即通知手术医生。

（二）注意事项

（1）术中取下的标本应及时交予巡回护士，装入标本容器，及时贴上标签，分类放置。

（2）术中标本应集中放置在既醒目又不易触及的地方妥善保管；传送的容器应密闭，以确保标本不易打翻。

（3）术后手术医师与巡回护士共同核对，确认无误后加入标本固定液，登记签名后将标本置于标本室的指定处。

（4）专职工勤人员清点标本总数，确认无误后送病理室，病理室核对无误后签收。

第八节　手术后处置

一、保温、转运和交接患者

（一）手术患者离开手术室的保温与转运

1.转运前准备

确认患者生命体征平稳，适合转运；确保各管路的通畅和妥善固定；麻醉医师、手术医生、护士及工勤人员准备妥善；确认转运车处于功能状态。

2.转运中护理

在搬运患者时，应确认转运床位处于固定状态。在转运中，应注意以下几个问题。

（1）手术患者的保温：麻醉削弱中枢体温调节功能，在全麻药物或区域阻滞麻醉下，肌肉震颤受抑制，不能产生热量。同时，血管收缩反应因挥发性麻醉剂的舒张血管作用而减弱，致使体热丢失，导致低体温。周围环境温度过低，尤其是冬天，可能会加剧这种低温状态。

（2）手术患者的呼吸：麻醉医师陪同转运，注意观察患者呼吸的频率和深度，必要时携带监护仪器。转运过程中注意氧气供给，并保证手术患者转运过程中头部位置在没有特殊禁忌下偏向一侧。若手术患者置有气道导管，应确保气囊充盈，防止麻醉后反应及搬运引起的恶心呕吐，造成误吸。

（3）手术患者的意识改变：评估患者的意识，如出现苏醒恢复期的躁动，可以遵医嘱适当使用镇静药物；如患者意识清醒但不能配合各项治疗措施，可以遵医嘱给予保护性约束，但要注意观察使用约束带处皮肤的情况；同时做好各类导管的固定，并尽量固定在患者不能接触的范围内；正确使用固定床栏。

（二）麻醉复苏室中手术患者的交接

麻醉复苏室亦称麻醉后监测治疗室（PACU），用于为所有麻醉和镇静患者苏醒提供密切的监测和良好的处理。人员配备包括麻醉医生和护士，物品配备除了常规处理装置（氧气、吸引装置、监测系统等），还需要高级生命支持设备（呼吸机、压力换能器、输液泵、心肺复苏抢救车等）及各种药物（血管活性药、呼吸兴奋药、各种麻醉药和肌松药的拮抗药、抗心律失常药、强心药等）。PACU应有层流系统，环境安静、清洁、光线充足，温度保持在20～25 ℃，湿度为50%～60%。复苏室的床位数与手术台数的比有医院采用1：（1.5～2）；护士与一般复苏患者之比约为1：3，与高危患者之比为1：1。复苏室应紧邻手术室或手术室管辖区域，以便麻醉医师了解病情、处理患者，在患者出现紧急情况时能及时将其送回手术室进一步处理。手术结束后，患者需要转入PACU，手术巡回护士应当先电话与PACU护士联系，告知患者到达的时间和所需准备的设备。当手术患者进入PACU后，手术医生、麻醉医师和手术护士应分别与PACU医师和护士进行交接班。

1.手术室护士交接的内容

手术患者姓名、性别、年龄，术前术后的诊断，手术方式，术后是否有引流管，引流管是否通畅，手术过程中是否存在植入物放置，手术中的体位和患者皮肤受压的情况，等等。

2.麻醉医师应交接的内容

麻醉方式，麻醉药的剂量，术前术中抗生素的使用，出入量，引流量，等等。

3.手术医师应交接的内容

术后立即执行的医嘱与特别体位、伤口处理情况等。

二、麻醉复苏患者的评估

当手术患者进入PACU后应立即吸氧或辅助呼吸，以对抗可能发生的通气不足、弥散性低氧和低氧性通气驱动降低，并同时监测和记录生命体征。麻醉医师应向PACU工作人员提供完整的记录单，并等到PACU工作人员完全接管患者后才能离开。

（一）基本评估

1.手术患者一般资料

姓名、性别、诊断、母语和生理缺陷。

2.手术评估

手术评估包括手术方式、手术者和手术可能的并发症。

3.麻醉评估

麻醉评估包括麻醉方法、麻醉药、剂量、药物拮抗、并发症、估计意识恢复的时间或者区域麻醉恢复的时间。

4.相关病史评估

相关病史评估包括术前和术中的特殊治疗、当前维持治疗药物、药物过敏史、过去疾病和住院史。

5.生命体征及其他评估

生命体征及其他评估包括基本的生命体征，以及液体的平衡（输液量和种类、尿量和失血量）、电解质和酸碱平衡情况等。

（二）监测内容

手术患者进入PACU后，应常规每隔至少5分钟监测一次生命体征，包括血压、脉搏、呼吸频率等，持续15分钟或至患者情况稳定；此后每隔15分钟监测一次。全身麻醉的患者应持续监测心电图和脉搏血氧饱和度直至患者意识恢复，监测尿量及尿液的性状、水电解质平衡情况等。还应监测患者体温情况，及时保暖，有助于患者尽快复苏。

对于神经系统和意识的监测是麻醉复苏室的特殊监测项目，可应用神经刺激器监测肌肉功能的逆转情况；采用新一代的麻醉深度监测仪（双频谱指数-BIS），直接测定麻醉药和镇静药对脑部的影响，该仪器可提供一个从0（无脑皮层活动）到100（患者完全清醒）的可读指数，能客观地描述镇静、意识丧失和恢复的程度，对术后患者意识水平恢复的评估有参考价值。

除了以上标准监测内容，对于一些血流动力学不稳定、需要用血管活性药和采取血样的患者，应置动脉导管进行有创监测血压，必要时使用中心静脉和肺动脉导管监测中心静脉压和肺动脉楔压。如果需要加强监测和处理，应送至ICU继续治疗。

三、麻醉后并发症的护理

手术麻醉结束后，大多数患者都会在麻醉复苏室经历一个相对平稳的麻醉苏醒期，但术后突发且危及生命的并发症随时可能发生，尤其在术后24小时内。其中，循环系统和呼吸系统的并发症是麻醉后最为常见的。如手术后患者能得到适当的观察和监测，可以有效预防大多数手术后患者的死亡。

（一）循环系统并发症

在术后早期，低血压、高血压、心肌缺血、心律失常是最常见的并发症。

1.低血压

手术后进行性出血、补液量不足、渗透性多尿、液体在体内转移而造成患者低血容量是出现麻醉后低血压最为常见的原因，其他如静脉回流受阻、心功能不全引起的心排血量下降、椎管内麻醉及残留的麻醉药物等都可导致低血压的发生。临床处理及护理措施包括准确评估患者术中及术后出血情况，监测出入量，积极采用对症治疗措施，给予吸氧，如患者需要使用血管收缩药物，应严密监测血流动力学改变。

2.高血压

高血压指患者术后血压比手术前高20%~30%。手术前原有高血压又未经系统药物治疗的患者，其术后发生高血压的概率大大增加。其他如颈内动脉手术、胸腔内手术、疼痛、血管收缩药物使用等诱因都可以导致高血压的发生。临床处理及护理措施包括止痛，给予吸氧，给予抗高血压药物，必要时可给予血管扩张剂。

3.心肌缺血及心律失常

心肌缺血及心律失常常见诱因包括低氧血症、电解质或酸碱失衡、交感神经兴奋、术中及术后低体温、特殊药物使用（一些麻醉药如阿片类药物和抗胆碱酯酶药）和恶性高热等，而术前原有循环系统疾病的患者，更容易在术后诱发心肌缺血或心律失常。对于患者出现的循环系统并发症，一定要在手术后密切观察病情，记录生命体征变化，按病因进行诊断和处理。

（二）呼吸系统并发症

呼吸系统并发症在PACU患者中的发生率为2.2%，主要包括低氧血症、通气不足、上呼吸道梗阻、喉痉挛和误吸等。

1.低氧血症

术后常见的低氧原因包括肺不张、肺水肿、肺栓塞、误吸、支气管痉挛及低通气。临床表现为呼吸困难、发绀、意识障碍、躁动、迟钝、心动过速、高血压和心律失常。

2.通气不足

肌肉松弛剂的残余作用或麻醉性镇痛剂的使用、伤口疼痛、胸腹部手术的术后加压包扎、术前存在的呼吸系统疾病及气胸都是术后导致通气不足的原因。

3.上呼吸道梗阻

上呼吸道梗阻的原因包括舌后坠、喉痉挛、气道水肿、手术切口血肿、声带麻痹。临床表现为打鼾、吸气困难，可看见胸骨上、肋间由于肌肉收缩而凹陷，患者通常呈深睡状态，血氧饱和度明显降低。

术后出现上述并发症时，都应给予面罩吸氧，人工辅助通气，必要时可置入喉罩或重新气管内插管，根据病因对症处理。

（三）神经系统并发症

神经系统并发症主要包括苏醒延迟、谵妄、神经系统损伤、外周神经损伤。苏醒延迟最常见的原因是麻醉或镇静的残余作用；谵妄可发生于任何患者，更常见于老年患者，围术期应用的许多药物都可诱发谵妄；颅内手术、颈动脉内膜切除术和多发性外伤可能导致神经系统的损伤；而外周神经的损伤多与手术直接损伤和术中体位安置不当有关。

最常见的损伤位置是腓外侧神经、肘部（尺神经）、腕部（正中神经和尺神经）、臂内侧（桡神经）、腋窝（臂丛）。因此，手术中应仔细操作，避免误伤，同时维持患者合理正确的体位并加强巡查。

（四）疼痛

手术本身是一种组织损伤，术后疼痛会引起机体一系列复杂的生理、病理反应。患者表现为不愉快的感觉和情绪体验。临床常用的方法有BCS舒适评分。具体方法为：0分为持续疼痛；1分为安静时无痛，深呼吸或咳嗽时疼痛严重；2分为平卧安静时无痛，深呼吸或咳嗽时轻微疼痛；3分为深呼吸时亦无痛；4分为咳嗽时亦无痛。

阿片类药物是术后止痛的主要方法，目前临床应用范围较广的自控镇痛（PCA）得到了患者的满意和认可。PCA是一种由手术患者自己调节的镇痛泵，当手术患者意识到疼痛时，通过控制器将镇痛药注入体内，从而达到止痛的目的。PCA事先由医护人员根据手术患者的疼痛程度和身体状况，对镇痛泵进行编程，预先设置镇痛药物和剂量，实现个性化给药。PCA也是一种安全的术后疼痛治疗手段，通过医护人员设定最小给药时间间隔和单位时间内药物最大剂量，可以避免用药过量。

镇痛方法还有非甾体类药物的使用、区域神经阻滞、局部镇痛及非药物性的干扰措施等。具体包括：舒适的体位、冷热刺激、按摩、经皮神经电刺激、放松技术、想象等，但非药物治疗只能作为药物治疗的辅助，而不能替代药物有效镇痛。

（五）肾脏并发症

局麻药或阿片类药物的干扰，可导致括约肌松弛、尿潴留。常见的并发症有少尿、多尿致电解质紊乱。术后处理的方法为：保证导尿管通畅；正确测量和记录尿量，至少每小时记录1次，为医师提供参考；监测电解质变化，及时纠正电解质的紊乱。

（六）术后恶心呕吐

术后恶心呕吐的发生率在14%～82%，小儿的发生率是成人的两倍，女性比男性发生率高，肥胖者比消瘦者发生率高。恶心和呕吐主要由手术和麻醉本身引起，一些药物如麻醉性镇痛药、氯胺酮等也被认为可增加术后恶心呕吐的发生率。

临床处理方法：评估恶心呕吐的原因，对症处理；防止呕吐物吸入而引起吸入性肺炎；对易出现术后恶心呕吐的患者，要进行预防性处理，如在术前或术中使用抗呕吐药。

（七）体温变化

在麻醉状态下体温调节中枢受到麻醉药物的干扰，当环境温度降低时，核心温度（指内脏温度、直肠温度或食管温度）可降低6 ℃或更低，小儿尤其如此。低温会导致心肌抑制、心律失常、心肌缺血、心排血量降低，使组织供氧不足。低温重在预防，和护理工作息息相关。临床处理方法为，术中适当升高环境温度，暴露的手术部位应该用棉垫加以覆盖，使用加热毯，静脉输液使用温热仪。术后患者应常规测量体温，必要时采取保温复温措施。术后高温则与感染、输液反应、恶性高热有关，可使用药物和降温毯进行对症处理。

四、医疗废弃物的处置

（一）手术室医疗废弃物的分类

1.医疗废弃物的概念

医疗废弃物指医疗卫生机构在医疗、预防、保健及其他相关活动中产生的具有直接或者间接感染性、毒性及其他危害性的废物。

2.医疗废弃物的分类

医疗废弃物可以分为感染性废物、病理性废物、损伤性废物、药物性废物和化学性废物5类。

（二）医疗废弃物管理的基本原则

从2003年6月16日起执行《医疗废弃物管理条例》。基本原则：为了维护人的健康和安全，保护环境和资源，对医疗废弃物管理实行全程控制。

（三）医疗废弃物收集包装袋及锐器容器警示标识和警示说明

按2003年10月15日开始施行的卫生部（现中华人民共和国国家卫生和计划生育委员会）第36号令《医疗卫生机构医疗废物管理办法》，医疗废弃物应放于专用的黄色医疗废弃物包装袋（以下简称包装袋）及锐器容器内，其外包装上应有明显的警示标识和警示说明。

（四）手术室医疗废弃物处理的安全管理措施

手术室医疗废弃物的处置，必须做好以下几个方面的工作。

（1）不得将医疗废弃物混入生活垃圾中；应根据《医疗废物分类目录》5类要求，对医疗废弃物实施分类收集。

（2）医疗废弃物收集后，应当放置于有明显警示标识和警示说明的黄色袋内，损伤性废弃物放入专用锐器容器内；放入专用黄色袋内或者锐器容器内的废弃物不得取出；病理性废弃物由专职人员送医院规定的地方焚烧。

（3）盛装医疗废弃物的包装袋及专用锐器容器应密闭，无破损、渗漏及其他缺陷；盛装的废弃物不得超过整个容积的3/4；使用后贴上标签，注明医疗废弃物产生的科室、日期、类别及特殊说明；专人定时回收，注意在手术室存放时间不得超过24小时。

（4）特殊感染（如气性坏疽、朊毒体、突发原因不明的传染性疾病）患者产生的医疗废弃物应使用双层包装袋并及时封口，尽量缩短在科室内存放的时间。

（5）废弃物运输车及存放场所应按照规定用2 000 mg/L含氯消毒剂擦拭、喷洒消毒。

（五）一次性物品的使用和管理

一次性物品可以分为一次性使用卫生用品、一次性使用医疗用品、一次性医疗器械3类。本节涉及的一次性物品指的是一次性使用医疗用品和一次性医疗器械。一次性物品处置的原则为先毁形，再处理。所有使用后的一次性使用医疗用品及一次性医疗器械均视为感染性废弃物，必须先毁形，后按手术室医疗废弃物处理的安全管理措施处置。

五、术后手术环境的处理

（一）各类物品的处理

洗手护士收回手术台上各类物品，初步整理后，放在包布内或密闭容器内。污染的布类敷料放入污敷料车内，送洗衣房消毒处理后清洗；一次性辅料装入黄色垃圾袋，作为医疗垃圾处理，封口扎紧，并在外包装做明显标记；金属手

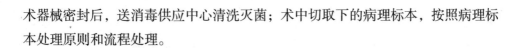

术器械密封后，送消毒供应中心清洗灭菌；术中切取下的病理标本，按照病理标本处理原则和流程处理。

（二）环境的处理

用500 mg/L的有效氯消毒液擦拭手术室物品表面，有血渍、污渍的地方用2 000 mg/L的有效氯消毒液擦拭；更换吸引装置、污物桶，并用2 000 mg/L的有效氯消毒液擦拭地面；及时更换手术床面敷料，为接台手术做准备；整理室内一切物品，物归原处；开启手术室层流或空气洁净设备，关闭手术室，以达到空气自净目的，并为下一台手术做好准备。

参考文献

[1]张世民．老年髋部转子间骨折[M]．北京：科学出版社，2019．

[2]樊政炎．临床外科与骨科诊疗[M]．长春：吉林科学技术出版社，2019．

[3]郭凯．骨外科疾病救治手术要点[M]．北京：科学技术文献出版社，2019．

[4]熊名副，全忠，刘叶飞，等．骨创伤疾病诊治与急救技术[M]．长春：吉林科学技术出版社，2019．

[5]付金利．现代脊柱外科手术学[M]．长春：吉林科学技术出版社，2017．

[6]刘爱国．实用脊柱外科诊疗技术[M]．天津：天津科学技术出版社，2018．

[7]邱贵兴．脊柱侧凸邱贵兴2016观点[M]．北京：科学技术文献出版社，2016．

[8]沈建雄．综合征性脊柱侧凸的诊断与治疗[M]．北京：人民卫生出版社，2018．

[9]叶启彬，匡正达，陈扬，等．脊柱外科新进展[M]．北京：中国协和医科大学出版社，2019．

[10]任记彬，张在轶，李从中，等．现代骨科手术学[M]．北京：科学技术文献出版社，2017．

[11]罗春山，丁宇，翟明玉．脊柱疾病基础与手术外科治疗[M]．上海：上海交通大学出版社，2017．

[12]张先龙，王坤正．微创人工髋、膝关节置换实用手术技术与快速康复[M]．上海：上海科学技术出版社，2019．

[13]周一新，唐竞．初次人工髋关节置换术[M]．北京：科学出版社，2019．

[14]周一新，杨德金．髋膝关节置换快优临床路径及康复指南[M]．北京：人民军医出版社，2015．

[15]金艳，刘雪莲，黄英. 髋关节置换术患者围手术期自我康复训练指引手册[M]. 沈阳：辽宁科学技术出版社，2018.

[16]江蕊，王冠容，范乐莉，等. 现代实用手术室护理[M]. 北京：科学技术文献出版社，2019.

[17]黄雪冰. 现代手术室护理技术与手术室管理[M]. 汕头：汕头大学出版社，2019.

[18]王锡唯，叶红华，赵国芳，等. 外科护理查房[M]. 杭州：浙江大学出版社，2020.

[19]张蕾，黎弘海，胡开红，等. 实用护理技术与专科护理常规[M]. 北京：科学技术文献出版社，2019.

[20]肖瑞霞. 实用骨科护理规范[M]. 长春：吉林科学技术出版社，2019.